PROF. DR. JÜRGEN VORMANN | DR. MED. KLAUS TIEDEMANN

DIE ANTI-ALZHEIMER-FORMEL

Essen gegen das Vergessen

QUALITÄTS G|U GARANTIE

DIE GU-QUALITÄTSGARANTIE

Wir möchten Ihnen mit den Informationen und Anregungen in diesem Buch das Leben erleichtern und Sie inspirieren, Neues auszuprobieren. Bei jedem unserer Produkte achten wir auf Aktualität und stellen höchste Ansprüche an Inhalt, Optik und Ausstattung.
Alle Informationen werden von unseren Autoren und unserer Fachredaktion sorgfältig ausgewählt und mehrfach geprüft. Deshalb bieten wir Ihnen eine 100 %ige Qualitätsgarantie.

Darauf können Sie sich verlassen:
Wir legen Wert darauf, dass unsere Gesundheits- und Lebenshilfebücher ganzheitlichen Rat geben. Wir garantieren, dass:

- alle Übungen und Anleitungen in der Praxis geprüft und
- unsere Autoren echte Experten mit langjähriger Erfahrung sind.

Wir möchten für Sie immer besser werden:
Sollten wir mit diesem Buch Ihre Erwartungen nicht erfüllen, lassen Sie es uns bitte wissen! Nehmen Sie einfach Kontakt zu unserem Leserservice auf. Sie erhalten von uns kostenlos einen Ratgeber zum gleichen oder ähnlichen Thema. Die Kontaktdaten unseres Leserservice finden Sie am Ende dieses Buches.

GRÄFE UND UNZER VERLAG. *Der erste Ratgeberverlag – seit 1722.*

KGS

THEORIE

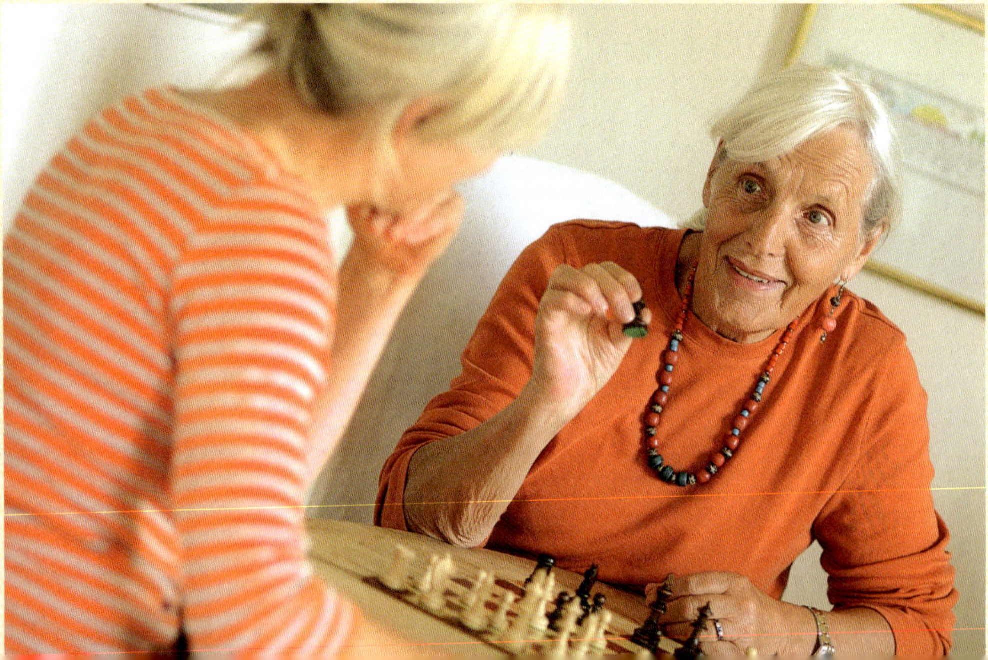

PRAXIS

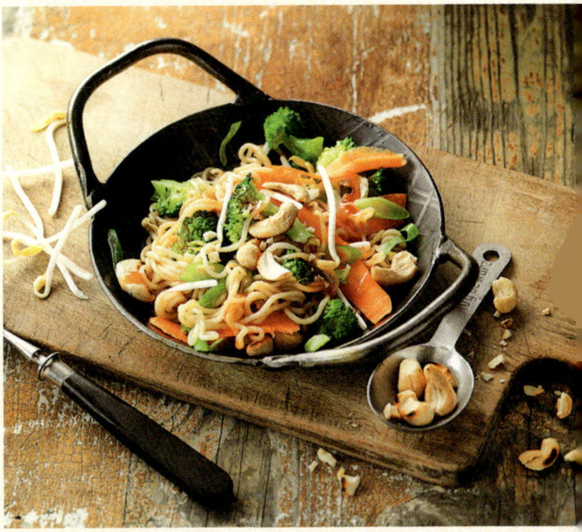

SERVICE

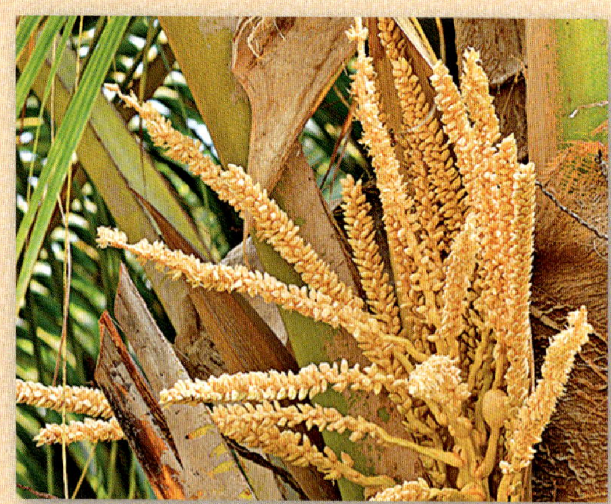

PROF. DR. JÜRGEN VORMANN

Ernährungswissenschaftler

DR. MED. KLAUS TIEDEMANN

Allgemein- und Sportmediziner

»SCHÜTZEN SIE SICH VOR DEMENZERKRANKUNGEN DURCH OPTIMALE ENERGIEVERSORGUNG IHRES GEHIRNS. BAUEN SIE KOKOSFETT IN IHRE ERNÄHRUNG EIN.«

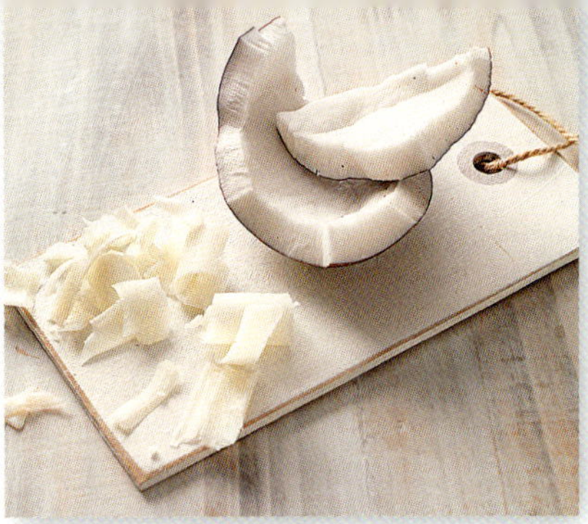

ZUM STAND DER WISSENSCHAFT

Trotz enormer Investitionen in die Forschung ist es bisher nicht gelungen, ein Mittel zur Vorbeugung oder Heilung der Alzheimer-Krankheit zu entwickeln. Eine Reihe von wissenschaftlichen Untersuchungen zeigt allerdings, dass Änderungen der Ernährung das Krankheitsgeschehen bei Demenz beeinflussen können. Hierbei besteht jedoch die Schwierigkeit, den Effekt solcher Maßnahmen eindeutig zu belegen, entweder weil in der Wissenschaft gängige Studien bei Ernährungsänderungen nicht anwendbar sind oder weil Ernährungsänderungen erst nach relativ langer Zeit greifen. Dementsprechend müssen solche Studien über lange Zeit durchgeführt werden. Oft erreicht auch nicht eine einzelne Maßnahme den therapeutischen Erfolg, sondern eine Kombination verschiedener Dinge. Zudem müssen sehr viele Menschen über lange Zeit betrachtet werden, um festzustellen, ob die jeweilige Intervention eine Verringerung des Krankheitsrisikos zur Folge hat. Die Kosten für solche Studien sind immens. Die in diesem Buch vorgeschlagenen Ernährungsmaßnahmen erbrachten bereits in einer Reihe von Fällen positive Effekte auf Alzheimer. Es wird aber noch geraume Zeit verstreichen, bis die Wirksamkeit endgültig bewiesen ist. Doch warum wollen Sie nicht mit einem Therapieversuch an sich selbst oder an einem zu Betreuenden testen, ob die von uns vorgeschlagenen und völlig ungefährlichen Ernährungsmaßnahmen einen günstigen Effekt haben? Probieren Sie es aus!

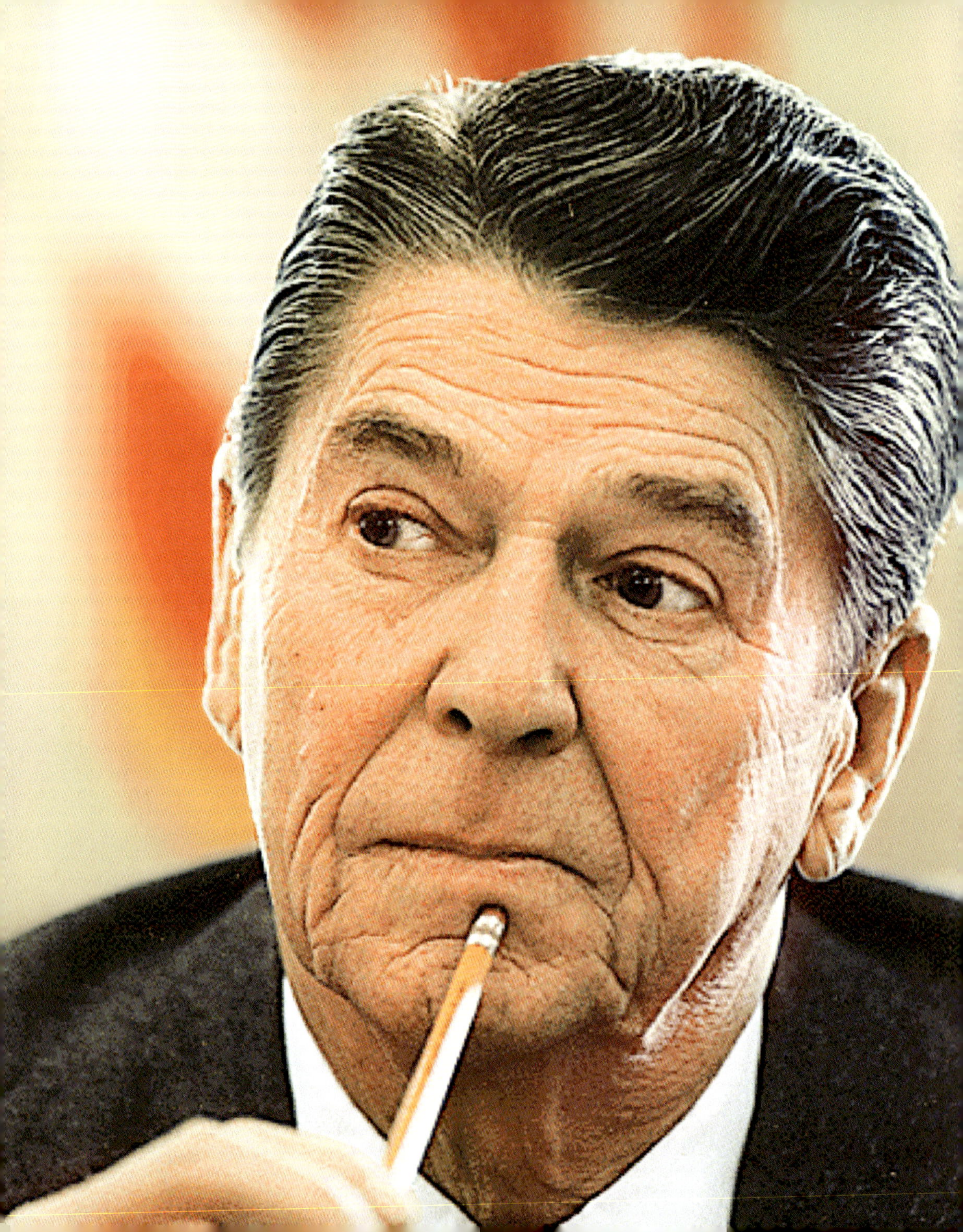

ALZHEIMER – VERLUST DER PERSÖNLICHKEIT

IN DIESEM KAPITEL ERFAHREN SIE DIE URSACHEN VON ALZHEIMER. AUSSERDEM WERDEN DIE STOFFWECHSELBESONDERHEITEN DES GEHIRNS DARGESTELLT, UND ES WIRD ERLÄUTERT, WIE SIE MIT EINFACHEN ÄNDERUNGEN IN IHRER ERNÄHRUNG IHRE GEHIRNLEISTUNG VERBESSERN KÖNNEN.

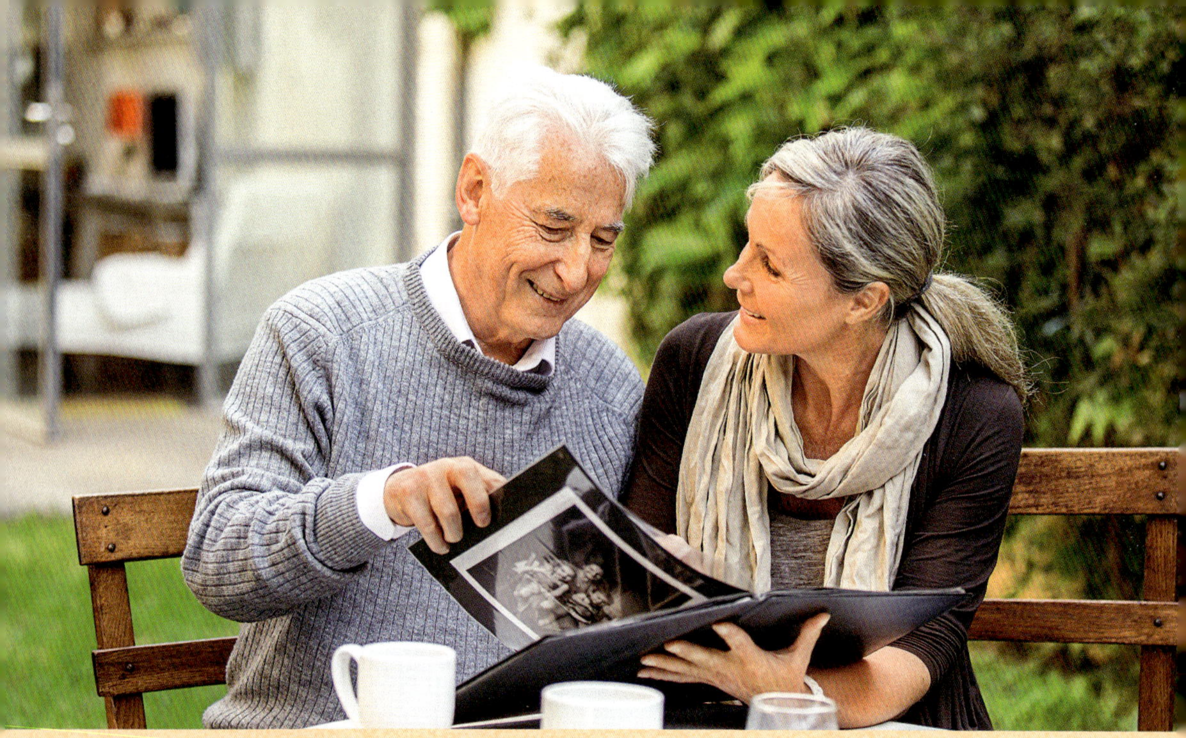

DEMENZ – ZEICHEN UNSERER ZEIT?

Wir leben in einer alternden Gesellschaft. Im Jahr 2050 wird rund ein Drittel der deutschen Bevölkerung älter als 65 Jahre sein. Die Aussicht, alt zu werden und nach dem Ausscheiden aus dem Berufsleben bzw. nach dem Ende der Erziehungsphase noch lange dem nachgehen zu können, was man schon immer tun wollte, ist verlockend. Jedoch erhöht ein zunehmendes Lebensalter auch das Risiko, eine Demenz zu erleiden. So soll sich bis 2050 die Zahl der Demenzkranken in Deutschland voraussichtlich auf ca. drei Millionen verdoppelt haben.
Demenz, eine übermäßige Form der Vergesslichkeit, ist kein Problem der Neuzeit. Nicht nur unsere Muskeln und Gelenke lassen in ihrer Funktion mit zunehmendem Alter nach, auch die Leistungsfähigkeit unseres Gehirns wird schwächer. Nur: In den Zeiten, als die Lebenserwartung etwa

50 Jahre betrug (Deutschland, Anfang des 20. Jahrhunderts), gab es weniger alte Menschen und damit weniger Demenzfälle als heute. In naher Zukunft wird die Demenz jedoch zu einem der führenden Gesundheitsprobleme weltweit werden.

Bin ich schon dement?

Bei dem Wort »Demenz« denkt jeder sofort an Alzheimer. Doch Alzheimer ist nur eine Form der sogenannten Demenzen ▸ **siehe Seite 118**. Die Krankheit wird auch Demenz vom Alzheimer-Typ oder abgekürzt DAT genannt. Als weitere Formen unterscheidet man die Vaskuläre Demenz mit Durchblutungsstörungen des Gehirns, die Lewy-Körper-Demenz und die Picksche Erkrankung. Die Alzheimer-Erkrankung macht mit ihren verschiedenen Ausprägungen etwa 60 bis 70 Prozent aller Demenzen aus, 20 bis 30 Prozent sind Folgen von Durchblutungsstörungen, 10 bis 20 Prozent entfallen auf die anderen Formen.

Mit zunehmendem Alter steigt die Gefahr, an Demenz zu erkranken. Von den 65-Jährigen sind zwei Prozent erkrankt, bei den 85-Jährigen haben bereits 30 bis 50 Prozent eine Demenz. Wie das Bayerische Landesamt für Statistik mitteilte, lag die Zahl der Behandlungsfälle in Bayern im Jahr 2000 bei 1292. Im Jahr 2012 waren es 2610 Fälle. Rund 90 Prozent der Betroffenen waren 70 Jahre alt oder älter, 63 Prozent waren weiblich. Wenn wir nicht zu denen gehören wollen, die langsam ihre Persönlichkeit verlieren, gilt es frühzeitig zu handeln.

Wie entstehen Demenzerkrankungen?

Die genauen Ursachen der verschiedenen Demenzerkrankungen sind bisher nicht vollständig bekannt, und trotz umfangreicher wissenschaftlicher Forschungen sind die Fachleute unterschiedlicher Meinung über die Entstehung. Allerdings kennt man Risikofaktoren, die mit Demenz im Zusammenhang stehen.

RISIKOFAKTOREN

Ein nicht unerheblicher Teil der Demenzen beruht genauso wie Schlaganfälle oder Herzinfarkte auf Durchblutungsstörungen. Diese gehen mit einer Schädigung der Aderwände einher und können durch die mangelhafte Blutversorgung des Gehirns noch verschlimmert werden. Als wesentliche Ursachen für Durchblutungsstörungen gelten:

- erhöhte Blutzuckerwerte, also Zuckerkrankheit (Diabetes): 95 Prozent der Diabetiker in Deutschland sind zuckerkrank, weil sie übergewichtig sind.
- Bluthochdruck (Hypertonie)
- erhöhte Blutfettwerte (Cholesterin und Triglyceride)
- Nikotin: Allein durch Rauchen sterben in Deutschland pro Jahr 100 000 bis 140 000 Menschen.

Der Blick auf die Risikofaktoren zeigt, dass es sich bei einer Demenz-Erkrankung nicht um einen unbeeinflussbaren, schicksalhaften Verlauf handelt. Denn die drei erstgenannten Risikofaktoren lassen sich bereits durch Vermeiden oder Beseitigen von Übergewicht kontrollieren, der vierte Risikofaktor, Rauchen, beruht auf einer Sucht. Der konsequente Verzicht auf den Glimmstängel ist beim Vorliegen einer Demenz oder beim Verdacht darauf unerlässlich.

ALKOHOL

Er ist ein Zellgift und führt je nach Konsum und Dauer des Trinkens zu einem massiven, kernspintomografisch nachweisbaren Schwund von Gehirnmasse. Die Obergrenze dessen, was noch als »unschädliche« Menge Alkohol pro Tag von der Weltgesundheitsorganisation WHO angesehen wird, liegt für Frauen bei 20 Gramm, für Männer bei 30 Gramm reinem Alkohol. Das entspricht bei Frauen etwa 0,5 Liter Bier oder 0,2 Liter Wein. Eine Bewertung der verfügbaren Untersuchungen der Gesundheitsbehörde der USA führte jedoch 2010 zu dem Schluss, dass ein moderater Alkoholgenuss das Alzheimer-Risiko sogar verringert.

EINFLUSS VON MEDIKAMENTEN

Mit zunehmendem Alter steigt durchschnittlich auch die Zahl der eingenomme-

INFO

KAFFEE UND ALZHEIMER

Der positive Einfluss von Koffein auf die kognitiven Fähigkeiten ist seit Langem bekannt. Das Risiko für Demenz und Alzheimer-Krankheit vermindert sich um ca. 60 Prozent, wenn man drei bis fünf Tassen Kaffee pro Tag trinkt. Dies ergab eine Zusammenfassung der Ergebnisse von Studien über ca. 30 Jahre an insgesamt 22 658 Personen, die 2010 von M. H. Eskelinen et al. im Journal of Alzheimer's Disease vorgestellt wurde. Eine weitere Metaanalyse aus demselben Journal von C. Santos et al., die insgesamt elf Studien einbezog, untermauerte diese Erkenntnisse.

Für die positiven Effekte auf Demenz sind neben dem Koffein noch andere Inhaltsstoffe von Kaffee verantwortlich, denn der Konsum von Tee hatte einen weitaus geringeren Einfluss auf das Risiko. Was ausschlaggebend für den positiven Effekt ist, weiß man noch nicht. Möglicherweise spielt die antioxidative Wirkung von Kaffee eine Rolle.

nen Medikamente. Darunter gibt es einige, die eine demenzähnliche Wesensveränderung nach sich ziehen können:

- Benzodiazepine, etwa in Mitteln bei Schlafstörungen und Angsterkrankungen
- Methotrexat, ein in der Rheumatherapie gängiges Medikament
- Schmerzmittel allgemein, vor allem die sogenannten Opioide
- Antihistaminika, also Medikamente gegen allergische Reaktionen
- Oxybutinin, ein urologischer Wirkstoff
- psychisch wirksame Medikamente (Imipramin, Amitryptilin oder Doxepin)

WEITERE RISIKOFAKTOREN

Die im Folgenden genannten Faktoren lösen zwar nicht so häufig eine Demenz aus, diese Krankheiten können dann aber fälschlicherweise für Alzheimer gehalten werden:

- Morbus Parkinson
- Aids (HIV)
- Multiple Sklerose
- Stoffwechselerkrankungen, die die Leber und die Nieren betreffen
- Infektionskrankheiten wie Lungenentzündung, Hirnhautentzündung, Gürtelrose, Syphilis oder Fieber mit Austrocknung
- Schilddrüsen- und Nebenschilddrüsenerkrankungen
- Flüssigkeitsmangel (im Sommer bei älteren Personen häufig!)
- Fieber
- Epilepsie, Depressionen
- Vergiftungen (Schwermetalle wie Quecksilber, Chemotherapeutika, Drogen)

Alzheimer – die Krankheit des Vergessens

Schon wieder stehe ich im Keller und weiß nicht mehr, was ich holen wollte. Dabei ist noch keine Minute vergangen. »Ich werde doch nicht Alzheimer haben«, hat wohl schon jeder von uns in einer solchen Situation gemurmelt.

Die Alzheimer-Krankheit ist eine komplexe Erkrankung des Gehirns, die über viele Jahre fortschreitet und mit einem deutlichen Verlust an geistigen Fähigkeiten und mit erheblichen Beeinträchtigungen im alltäglichen Leben einhergeht. Sie kann jeden treffen. Auch Prominente bekannten sich schon dazu, etwa Ronald Reagan ▸ **siehe Seite 6**, Präsident der USA von 1981 – 1989.

Ihren Namen hat die Krankheit von dem deutschen Arzt Alois Alzheimer (1864 – 1915), der 1906 erstmals die Symptome dieser Erkrankung bei einer Patientin beschrieb. Nach deren Tod untersuchte er das Gehirn der Verstorbenen und entdeckte dort spezifische Veränderungen, die er in Verbindung mit der Erkrankung brachte.

Bei der Alzheimer-Krankheit kommt es zu fortschreitenden Schädigungen des Gehirns, wodurch insbesondere das Gedächtnis, im weiteren Verlauf jedoch auch andere mentale Fähigkeiten nach und nach verloren

gehen. Im Gehirn finden sich unnormale Verklumpungen, Schrumpfungen und Ablagerungen. Generell unterscheidet man bei Alzheimer zwischen Früh- und Spätform.
Die Frühform kann bereits im Alter unter 60 Jahren auftreten, ist aber selten und betrifft nur ca. fünf Prozent aller Fälle. Hierfür sind bestimmte genetische Veränderungen verantwortlich.
Für die Spätform konnten erbliche Ursachen bisher nicht eindeutig festgestellt werden. Hierfür ist insbesondere das Alter an sich ein Risikofaktor. Oberhalb eines Alters von 65 Jahren verdoppelt sich das Risiko, an Alzheimer zu erkranken, alle fünf Jahre. Bei den über 90-Jährigen ist bereits über ein Drittel von der Erkrankung betroffen. Es wird befürchtet, dass im Jahr 2030 beinahe 20 Prozent der Bevölkerung an Alzheimer leiden werden. Des Weiteren spielen vor allem unsere allgemeine Lebensweise und sogenannte »Lifestyle-Faktoren« eine wichtige Rolle. Dazu gehören Ernährung, Bewegung, geistige Aktivität und wie wir in das soziale Leben eingebunden sind.
Nur bei etwa fünf bis zehn Prozent der Erkrankungen findet sich eine familiäre Häufung. Das Vorkommen von Alzheimer bei erstgradigen Verwandten (Eltern, Geschwister) verdoppelt das Risiko. In mehr als 90 Prozent der Fälle ist die Erkrankung ein Einzelfall. Insofern ist die Angst, selbst an Alzheimer zu erkranken, weil Mutter oder Vater daran erkrankt sind, kaum begründet.
Mittlerweile kennt man zwar genetische Veränderungen, die auf ein erhöhtes Risiko hinweisen, allerdings eignen sich diese Untersuchungen (noch) nicht für eine frühzeitige Diagnostik. Hier sind Testverfahren, etwa der Uhren-Test oder der Dem-Tect-Test ▸ **siehe Seite 22** besser geeignet und leichter durchzuführen.

So äußert sich eine Alzheimer-Erkrankung

Wichtig ist es, eine Alzheimer-Erkrankung frühzeitig zu erkennen. Die im Folgenden genannten Symptome können als Warnsignal dienen.

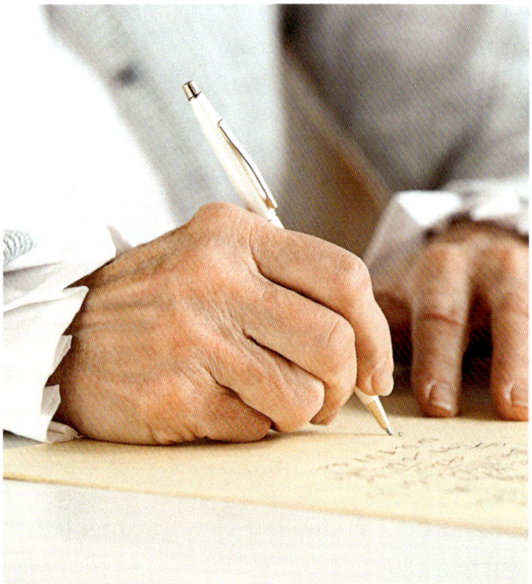

Die Fähigkeit, gut mit der Hand zu schreiben, verliert sich im Lauf der Alzheimer-Krankheit.

FRÜHE ALARMZEICHEN

Die Demenz vom Alzheimer-Typ beginnt schleichend nach dem 40. Lebensjahr. Lange Zeit ist die »Fassade« erhalten.

Verhalten beim Gespräch: Menschen mit Alzheimer in der Frühform stehen zum Beispiel bei geselligen Treffen bei einer Gruppe, die sich unterhält. Sie scheinen aufmerksam zuzuhören, tragen aber selbst kaum etwas zum Gespräch bei. Sie können es nicht, da sie den oft schnell wechselnden Themen einer Diskussion nicht mehr folgen können.

Verhalten im Alltag: Wenn die Betroffenen vergessen, was sie tun wollten, wischen sie dies mit einer wegwerfenden Handbewegung beiseite: »Ach, ich bin manchmal mit den Gedanken ganz woanders!« Fehler leugnen sie, obwohl sie offensichtlich sind. Falls dann Angehörige zu sehr auf einer Klarstellung des Sachverhaltes beharren, werden die Betroffenen ungewohnt aggressiv.

Verhalten bei Veränderungen: Bereits in der Frühphase der Alzheimer-Krankheit fällt es den Menschen schwer, sich neue Dinge zu merken, denn Veränderungen können geistig nicht mehr »verarbeitet« werden. Das kann dazu führen, dass die Betroffenen darauf beharren, zum Beispiel immer den gleichen Weg zu nehmen, und dass sie nervös und unruhig werden, wenn Angehörige oder Freunde einen unbekannten Weg nach Hause wählen. Daheim sind die Betroffenen peinlich darauf bedacht, dass alles genau seine vertraute Ordnung behält.

Merkfähigkeit: Das Kurzzeitgedächtnis zeigt früh Ausfallerscheinungen. Das äußert sich darin, dass Betroffene immer wieder die gleiche Frage stellen, weil sie vergessen, dass sie diese Frage vor fünf Minuten schon einmal gestellt haben. Auch gerade Erlebtes wird nicht mehr im Gedächtnis verankert. Ein einfaches, aber typisches Beispiel: Der Betroffene möchte sich etwas zu essen kochen und schaltet den Herd ein. Klingelt dann das Telefon, vergisst er den Herd.

Schleichender Gewichtsverlust: Da die Menschen nicht mehr in der Lage sind, den Überblick zu behalten und in vernünftigem Maß einzukaufen, herrscht in der Speisekammer oder im Kühlschrank oft gähnende Leere. Das Hungergefühl schwindet, und manchmal lässt schon der Blick auf die Waage zusammen mit zunehmender Vergesslichkeit den Verdacht auf eine Alzheimer-Krankheit aufkommen.

NACHFOLGENDE SYMPTOME

- Später gehen auch jahrelang ausgeführte Tätigkeiten verloren: Der Schlüsselbund, der seit Jahrzehnten am Haken rechts von der Eingangstür hängt, landet an den unmöglichsten Orten oder taucht nicht mehr auf. Oder die Rolle mit dem Toilettenpapier findet sich im Tiefkühlfach wieder.
- Gegenstände werden nicht mehr erkannt oder falsch benutzt. Bei einer Patientin fiel auf, dass sie sich mit dem Kamm die Butter auf das Brot streichen wollte.

- Während das Kurzzeitgedächtnis schon stark beeinträchtigt ist, bleibt das Langzeitgedächtnis sehr lange erhalten. So konnte es die Ehefrau eines Alzheimer-Patienten nicht glauben, dass sich ihr Mann noch an irgendetwas erinnern kann. Doch auf die Frage nach seiner Einheit in der Wehrmacht kam von ihm die richtige Antwort wie aus der Pistole geschossen.
- Auch das räumliche Vorstellungsvermögen ist früh beeinträchtigt. Der Handwerker, der sich früher genau vorstellen konnte, wie etwas auszusehen hatte, scheitert nun. Das Anziehen der Hose oder des Mantels bereitet Schwierigkeiten, die mit der mangelnden Beweglichkeit der Gelenke allein nicht zu erklären sind.
- Ein bedrohliches Alarmsymptom in diesem Zusammenhang ist das Verlaufen, vor allem wenn es in der eigentlich vertrauten Umgebung der Wohnung oder im eigenen Stadtviertel geschieht. Hier wird es für den Betroffenen gefährlich: Wenn er die Haustür nachts für die Toilettentür hält und unzureichend gekleidet das Haus verlässt, kann er sich in der Dunkelheit verlaufen und besonders im Winter erfrieren.
- Das Schreiben als komplexe Präzisionsbewegung der Hand und der Finger gerät zur Herausforderung, das Schriftbild ist nicht mehr flüssig, die Schrift krakelig.
- Ein leicht erkennbares Symptom sind Wortfindungsstörungen. Immer wieder ist der Sprachfluss gehemmt, da die passenden Worte fehlen. Der Wortschatz wird zunehmend kleiner, die Betroffenen haben Schwierigkeiten bei der Satzbildung. Zwar fällt auch Gesunden gelegentlich ein Begriff nicht ein, sie können aber Synonyme oder Umschreibungen verwenden – ein Weg, der den Alzheimer-Betroffenen verwehrt ist.

EMOTIONALE UNAUSGEWOGENHEIT

Stimmungsschwankungen, die nicht zur aktuellen Situation passen, sind verdächtig. Es kommt zu depressiven Verstimmungen, aber auch zu aggressivem Verhalten. Diese Reaktionen sind Ausdruck von Verzweiflung und Angst. Die Menschen sind gefangen in einer Welt, die sie in zunehmendem Maße nicht mehr verstehen. Sie haben auch nicht mehr die Möglichkeit, sich sprachlich in angemessener Weise zu äußern. Da die Emotionen noch lange erhalten bleiben, versuchen die Betroffenen, sich auf diese Weise verständlich zu machen. Ein ganz wesentlicher Punkt für diese Stimmungsveränderungen ist der Verlust des Selbstvertrauens. »Was ist nur mit mir los, was passiert mit mir?« Solche Fragen können auch gesunden Menschen gehörig Angst einjagen. Hier sind die Angehörigen gefragt, die Aggression nicht persönlich zu nehmen. Auf der Gefühlsebene, zum Beispiel über so etwas Einfaches wie eine Umarmung, kann man den Kontakt zur geliebten Person noch sehr lange aufrechterhalten.

MEIN PERSÖNLICHER TIPP

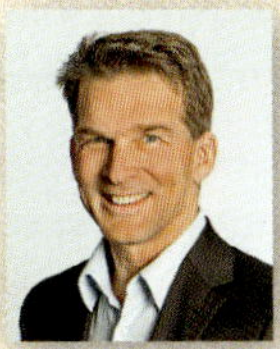

DEN KRANKEN RESPEKTIEREN!

Kritikfreie Zuwendung und Wertschätzung wirken lebensverlängernd. Wird dagegen der Alzheimer-Betroffene ohne Not in das Pflegeheim »abgeschoben«, fühlt er sich nicht mehr gebraucht, sogar als Last. Viele Betroffene verlieren bei dieser »Entwertung« den Lebensmut und sterben. Eine Kommunikation auf emotionaler Ebene bleibt beim Alzheimer noch lange erhalten. Eine Berührung ist eine intensive Form der Kontaktaufnahme, die nicht auf der Verstandesebene abläuft. Sie braucht weder Logik noch Sprache, sie funktioniert sogar bei Patienten, die im Koma liegen. Man erlebt es auf einer Intensivstation immer wieder, dass Komapatienten auf eine vertraute Stimme oder eine Berührung mit einer Beschleunigung des Herzschlages oder der Atemfrequenz reagieren. Deshalb sind eine Berührung, ein Lächeln, der Augenkontakt und der Tonfall in der Stimme wichtig. Sie gewinnen im Krankheitsverlauf zunehmend an Bedeutung.

VERDÄCHTIGUNGEN UND VERWAHRLOSUNG

Nachdem Alzheimer-Betroffene Dinge verlegen und dann nicht mehr wiederfinden, dieses Problem aber lange leugnen, kommt es häufig zu Ängstlichkeit und Misstrauen. »War es nicht die (ehemals nette) Nachbarin, die im letzten Urlaub den Schlüssel zur Wohnung hatte, um nach dem Rechten zu sehen und die Blumen zu gießen? Hat sie sich vielleicht einen Nachschlüssel anfertigen lassen und bestiehlt mich jetzt?« Nicht selten wird dann die Polizei gerufen und muss vermitteln. Auffällig ist, dass an sich wertlose Sachen verschwinden. Und wenn bei der »Hausdurchsuchung« das vermeintliche Diebesgut an anderer Stelle wieder auftaucht, dann wird das damit erklärt, dass der Dieb den Anruf bei der Polizei bemerkt und schnell wieder alles zurückgebracht hat.
Im Fall eines Patienten lief es ähnlich: Die Kleidung des verstorbenen Partners verschwand. Nicht einmal ein neues Schloss an der Haustür konnte den Dieb abhalten. Irgendwann wurde der unschuldige und völlig verunsicherte Nachbar über den Zaun hinweg angebrüllt: »Ich erwisch dich noch, du Drecksau!«
Dieser Fall ist auch ein Beispiel, dass Alzheimer-Betroffene mit der Zeit verwahrlosen. Einerseits verbal, indem der einst so anständige Großvater oder Ehepartner zunehmend Kraftausdrücke verwendet, andererseits wird auch die Körperpflege vernachlässigt

und die Kleidung getragen, obwohl sie dringend einer Wäsche bedürfte. Auch Anstand und Schamgefühl, etwa bei der Toilettenbenutzung, lassen zu wünschen übrig. Andererseits ergibt sich daraus auch die Möglichkeit, Alzheimer auszuschließen. So kann man bei einem älteren Herrn, der über viele Jahre in einem Seniorenwohnheim ärztlich behandelt wurde, bei jedem Besuch rasiert und ordentlich gekämmt war und jeden Tag Hemd und Krawatte wechselte, Alzheimer mit Sicherheit ausschließen.

Wodurch wird Alzheimer ausgelöst?

Wie bereits erwähnt, ist die genaue Ursache der Alzheimer-Krankheit trotz intensiver Forschung bisher unbekannt.

Biochemische Ursachen der Alzheimer-Krankheit

Gegenwärtig gibt es drei Haupthypothesen, um die Veränderungen im Gehirn von Alzheimer-Patienten mit spezifischen Krankheitssymptomen in Verbindung zu bringen.

Cholinerge Hypothese: Autopsien des Gehirns von Personen, die an Alzheimer gestorben waren, zeigen eine Schädigung der Nervenzellen, die insbesondere auf den Überträgerstoff Acetylcholin ▸ siehe Seite 118 reagieren (cholinerge Neuronen). Viele Prozesse im Gehirn, die das Erkennen betreffen (kognitiv), sind an Acetylcholin als Botenstoff gebunden. Durch Absterben von Nervenzellen, die hauptsächlich Acetylcholin produzieren, kommt es bei der Alzheimer-Krankheit zu einem Mangel an diesem Botenstoff. In der Therapie der Krankheit werden deshalb Medikamente eingesetzt, die das für den Abbau von Acetylcholin verantwortliche Enzym hemmen. Damit lässt sich ein Acetylcholin-Mangel ausgleichen, die Acetylcholin-Konzentration an den Kontaktstellen der Nervenzellen (Synapsen) wird erhöht. Leider ist die klinische Wirksamkeit dieser Substanzen nicht so hoch, dass eine Heilung der Alzheimer-Krankheit erreicht werden kann.

Amyloid-Beta-Hypothese: Danach hängt die Störung im Alzheimer-Gehirn mit unphysiologischen Ablagerungen von sogenanntem Amyloid-Beta-Protein zusammen. In der Folge kommt es zu Entzündungsprozessen, die dann im Übermaß zum Tod benachbarter Nervenzellen führen, wodurch die Symptome der Alzheimer-Krankheit mitverursacht werden.

Die Tau-Hypothese vermutet, dass die Anhäufung eines veränderten Proteins zu fädigen Eiweißmolekülen (sogenannten Fibrillen) führt, die die neuronalen Prozesse beeinträchtigen und letztendlich das Absterben von Nervenzellen auslösen. Tau-Proteine stabilisieren Bestandteile des inneren Zellskeletts und sind an deren korrektem Zusammenbau beteiligt. Verändertes Tau-Protein führt zu unkontrollierten Verklumpungen, die sich bei der Alzheimer-Krankheit nachweisen lassen. Leider ist es auch mit umfangreichen Forschungen bisher nicht gelungen, spezifische Hemmstoffe für diesen Prozess zu finden, aus denen sich Medikamente zur Alzheimer-Therapie hätten ableiten lassen, die tatsächlich eine Vorbeugung oder Heilung bewirken.

ENERGIEMANGEL IM GEHIRN

Zusätzlich zu den gerade beschriebenen Hypothesen geben Untersuchungen unter anderem von den Arbeitsgruppen um Prof. Siegfried Hoyer, Heidelberg, in den 1990er-Jahren und von Prof. Suzanne de la Monte aus Providence, USA, in den vergangenen zehn Jahren Hinweise, dass Fehler im Bereich des Energiestoffwechsels und der Verwendung einzelner Energieträger mitverantwortlich für Demenzerkrankungen sind. So zeigte sich, dass ein Energiemangel im Gehirn zur Alzheimer-Krankheit beitragen kann. Im Gehirn von Alzheimer-Betroffenen ist der Glukoseverbrauch um ca. 20 bis 30 Prozent geringer als bei Gesunden. Ebenso fand man im Gehirn von an Alzheimer erkrankten Personen ein verändertes Fettsäuremuster.

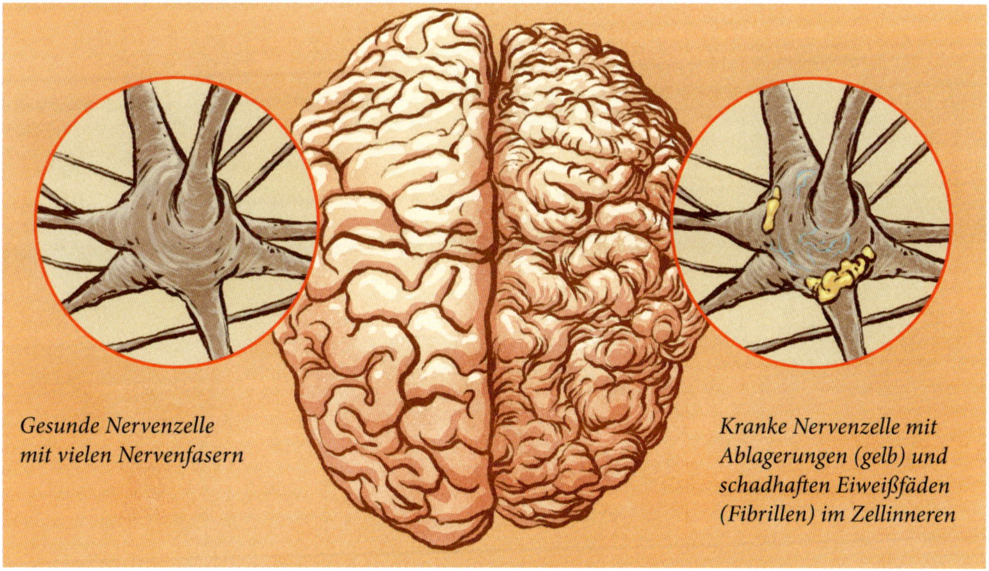

Im Verlauf der Alzheimer-Krankheit schwindet die Gehirnmasse deutlich. Ablagerungen an den Nervenzellen und schadhafte Eiweißfäden im Zellinneren führen zum Absterben der Nervenzellen.

STOFFWECHSEL ALS URSACHE

In den vergangenen Jahren stellte sich heraus, dass Stoffwechselerkrankungen und Demenz, etwa vom Alzheimer-Typ, möglicherweise gemeinsame Wurzeln haben. Dies eröffnet die Chance, durch eine Beeinflussung des Stoffwechsels – ähnlich wie bei Diabetes – einen positiven Effekt auf unsere Gehirnleistung auszuüben.

Es gehört zum Allgemeinwissen, dass die Ernährung auch einen erheblichen Einfluss auf unser Nervensystem besitzt. Eine gesunde Ernährung ist nicht nur für unsere körperliche Leistungsfähigkeit wichtig, sondern sie ist selbstverständlich auch eine wesentliche Voraussetzung für ein funktionierendes Gehirn. Eine mangelhafte Nährstoffversorgung gilt deshalb als wichtiger Faktor für die Demenzentstehung. Zusätzlich lässt sich der Gehirnstoffwechsel durch die Auswahl bestimmter Lebensmittel günstig beeinflussen, etwa durch bestimmte Fette in unserer Nahrung ▸ **siehe Seite 36**.

Diagnostik von Alzheimer

Haben Sie an sich oder an einem Angehörigen Frühsymptome festgestellt, ist der Besuch beim Arzt der nächste Schritt zur genauen Diagnose. Eine gute Vorbereitung

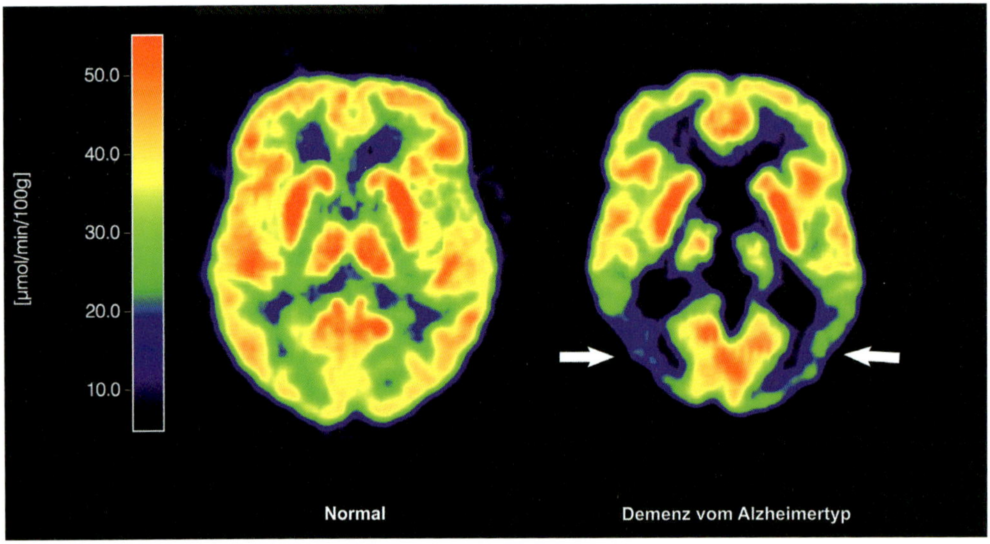

Vergleich des Zuckerumsatzes im Gehirn eines Gesunden (links) und eines Alzheimer-Betroffenen (rechts): Bereiche mit hohem Energieumsatz (rot und gelb) gibt es bei Alzheimer deutlich weniger.

INFO

ALUMINIUM UND ALZHEIMER

Seit Langem wird die Bedeutung einer lebenslangen chronischen Zufuhr von Aluminium über Trinkwasser, Lebensmittel und Kosmetika als mitverursachend für Alzheimer diskutiert. Es wurden viele Untersuchungen an isolierten Zellen und in Tierexperimenten durchgeführt, bei denen Aluminium in Dosierungen, wie sie auch beim Menschen möglich sind, verabreicht wurden. Danach führten die Aluminiumgaben zu pathologischen Ablagerungen. Ebenso fand man im Gehirn von Alzheimer-Patienten erhöhte Aluminiumkonzentrationen in den Bereichen mit Ablagerungen und im Vergleich zu Gesunden eine erhöhte Aufnahme von Aluminium im Darm.

Ob das Aluminium jedoch ursächlich für die Ablagerungen verantwortlich ist, kann noch nicht endgültig beantwortet werden. Studien an Menschen wie Dialysepatienten, die hohen Aluminiumdosierungen ausgesetzt waren, zeigten allerdings die nervenschädigenden Effekte von Aluminium. Eine neue Übersichtsarbeit zu Aluminium und Alzheimer von Walton, University New South Wales, Sydney, fasst das gegenwärtige Wissen zusammen (Journal of Alzheimer's Disease, 2013) und lässt den Schluss zu, dass es sinnvoll ist, die Zufuhr von Aluminium so gering wie möglich zu halten und aluminiumhaltige Lebensmittelzusatzstoffe und Kosmetika zu meiden.

dafür ist, die auffälligen Symptome anhand der Checkliste in der vorderen Klappe des Buches zu notieren.
Es ist ratsam, in erster Linie den Hausarzt aufzusuchen, vor allem wenn es um einen Angehörigen geht. Der Betroffene muss äußerst vorsichtig an die Diagnose »Alzheimer« herangeführt werden, ansonsten drohen Leugnen, Beschimpfen und Rückzug. Begraben sollte man die Hoffnung auf eine frühe Krankheitseinsicht, wenn es sich um einen Angehörigen handelt. »Ich bin doch nicht blöd! Wer hat dich denn dazu angestiftet? Ihr wollt ja alle nur an mein Erbe!« sind noch die harmlosesten Antworten, die einem an den Kopf geworfen werden können. Schlimmstenfalls zieht sich der Betroffene zurück, und man verliert das so wichtige Vertrauen und den Kontakt zu ihm.
Der Hausarzt ist der Arzt, der für den Betroffenen seit Jahren eine vertraute Bezugsperson darstellt. Er ist damit für die ersten

Untersuchungen besser geeignet als jeder Facharzt, den der Betroffene noch nie gesehen hat. Der Hausarzt ist auch der Arzt, der die notwendige fachübergreifende Diagnostik koordinieren muss, da eine Demenz durchaus noch andere Ursachen haben kann. Er stellt dann in Zusammenschau aller erhobenen Befunde die Verdachtsdiagnose und leitet weitere Schritte ein.

Eine elegante Möglichkeit, einen Betroffenen zum Arztbesuch zu bewegen, ist ein Check-up, der alle zwei Jahre jedem Patienten zusteht: Dies ist eine Basisuntersuchung mit Blutentnahme, Messung von Blutdruck und Puls, Größe und Gewicht, Abfragen von persönlichen und familiären Risikofaktoren und einer Ganzkörperuntersuchung. Wenn der Verdacht auf eine Alzheimer-Krankheit besteht oder Angehörige von Wesensveränderungen berichten, kann die Untersuchung mit dem sogenannten Dem-Tect-Test ergänzt werden ▸ **siehe Seite 22**.

Generell, aber das ist nur eine Faustregel, liegt keine Demenz vor, wenn der Betroffene selbst eine derartige Erkrankung befürchtet. Diese Diagnose muss wesentlich häufiger gestellt werden, wenn den Angehörigen verdächtige Veränderungen aufgefallen sind.

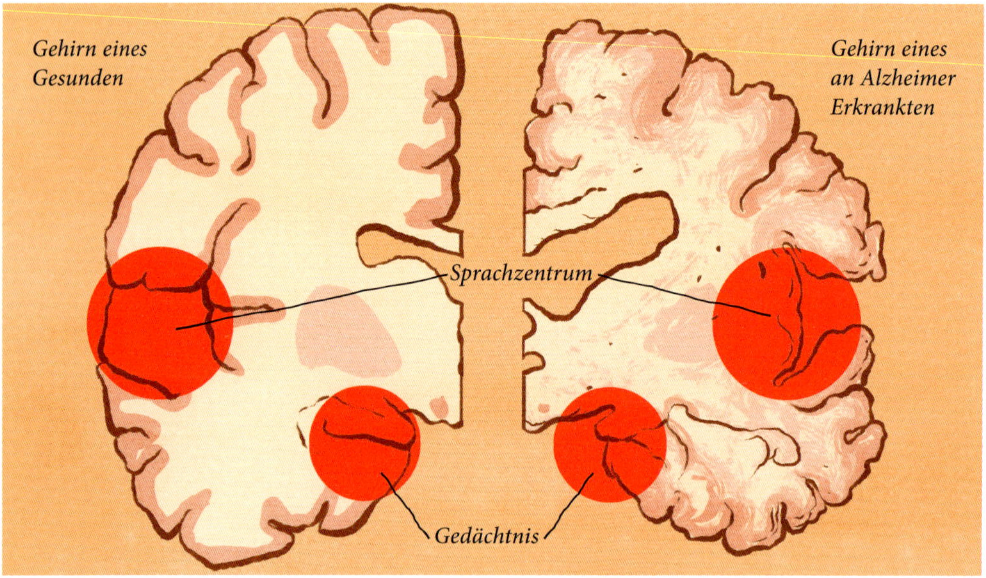

Der Querschnitt durch das Gehirn eines Gesunden und eines an Alzheimer Erkrankten offenbart den Schwund an Hirnmasse. Besonders betroffen sind die Bereiche für Gedächtnis und Sprache.

KLINISCHE DIAGNOSTIK

Mithilfe der folgenden Untersuchungen beim Hausarzt und bei Fachärzten lässt sich eine Demenz feststellen.

Standard-Laborwerte beim Hausarzt, wie Blutfette, Blutzucker, Blutbild, Elektrolyte, Mineralstoffe wie Natrium, Kalium, Kalzium und Magnesium, Leber- und Nierenwerte, Schilddrüsenwert TSH.

Spezial-Laborwerte, um seltene Erkrankungen auszuschließen, etwa Vitamin-B_{12}- oder Folsäuremangel, Funktionsstörung der Nebenschilddrüsen, Störung des Eisen- und Kupferstoffwechsels, Belastungen durch Schwermetalle oder Lösungsmittel.

Untersuchung der Rückenmarksflüssigkeit (Liquor) gibt Rückschlüsse auf verschiedene neurologische Krankheitsbilder, die es auszuschließen gilt.

Internistische Diagnostik durch EKG, Langzeit-EKG, Herzultraschall und Doppler-Ultraschall-Untersuchung der hirnversorgenden Arterien, um Probleme in der Blutversorgung des Gehirns erkennen zu können, die einen Alzheimer vortäuschen.

Neurologische Diagnostik mithilfe einer Messung der Hirnstromkurven (EEG), um zwischen altersbedingt normalen und krankhaften Veränderungen unterscheiden zu können.

Radiologische Diagnostik

- Computer- bzw. Kernspintomogramm des Schädels, um krankhafte Veränderungen im Schädelinneren auszuschließen.
- Bildliche Darstellung der regionalen Hirndurchblutung mithilfe der Single-Photonen-Emissions-Computertomographie (SPECT).

Mit endgültiger Sicherheit lässt sich Alzheimer nur durch eine Gewebeentnahme aus dem Gehirn mit anschließender mikroskopischer Untersuchung beweisen. Dass dies beim lebenden Menschen nicht angewendet wird, leuchtet ein.

Bei der Vielzahl der Möglichkeiten, die Diagnose »Alzheimer« zu erhärten, kommt den Testverfahren auf der nächsten Seite der höchste Stellenwert zu.

DIE BEHANDLUNG

Wenn die Diagnose Alzheimer oder zumindest eine milde kognitive Beeinträchtigung (MCI) feststeht, folgt die Behandlung durch Medikamente. Da sie vom Arzt auf den jeweiligen Patienten zugeschnitten wird, wird hier nicht weiter darauf eingegangen.

TESTS FÜR DEMENZ

Die hier vorgestellten Tests werden am häufigsten eingesetzt, um eine Demenz festzustellen. Zu zwei weiteren lesen Sie Näheres auf Seite 118 und 119.

UHRENTEST NACH SHULMAN

Er prüft die optische Konstruktionsfähigkeit und eignet sich gut, um schnell einen Überblick über mögliche Defekte in der geistigen Leistung aufzudecken. Die Durchführung erfordert etwa drei bis fünf Minuten.

Durchführung: Die Testperson erhält ein Blatt, auf dem ein Kreis gezeichnet ist. Dieser Kreis stellt das Zifferblatt einer Uhr dar (Erläuterung für den Leser). Jetzt wird die Testperson gebeten, die Stunden von 1 bis 12 einzuzeichnen. Anschließend soll sie mit einem kurzen und einem langen Pfeil die Zeigerstellung für die Zeit »10 Minuten nach 11 Uhr« einzeichnen.

Auswertung: Bewertet wird die Darstellung der Ziffern von 1 bis 12 und die Anordnung des langen und des kurzen Zeigers für die Uhrzeit. Die Auswertung des Tests erfolgt nach »Noten«.

Eine mögliche Demenzerkrankung kann schon vorliegen,

- wenn die Testperson zwar die Ziffern in der richtigen Reihenfolge schreibt, aber die Abstände zwischen den Ziffern nicht gleichmäßig sind.
- wenn sich manche Ziffern außerhalb des Kreises befinden.
- wenn das Blatt beim Eintragen gedreht wird, sodass manche Ziffern auf dem Kopf stehen.
- wenn Hilfslinien zum korrekten Einzeichnen verwendet werden.
- Wird die Uhr korrekt dargestellt, die Uhrzeit aber nicht, kann dies ebenfalls auf eine mögliche Demenz hinweisen.

Der behandelnde Arzt wird weitere Untersuchungen durchführen. Eine schwere Depression oder ein akuter Verwirrtheitszustand (Delir) muss ausgeschlossen werden.

DEMENZ-DETEKTIONS-TEST (DEM-TECT-TEST)

Damit werden die folgenden Hirnleistungen geprüft:

1. Gedächtnis für Worte
2. geistige Flexibilität
3. Wortflüssigkeit
4. Arbeitsgedächtnis
5. mittelfristige Gedächtnisleistung

Der Zeitaufwand beträgt etwa 10 Minuten. Jede Aufgabe wird mit Punkten bewertet, die zu einer Gesamtsumme addiert werden. Der Dem-Tect-Test eignet sich gut als Verlaufskontrolle einer Alzheimer-Krankheit, wenn er alle sechs bis zwölf Monate durchgeführt wird.

Aufgaben des Dem-Tect-Tests

1. Aufgabe: Wortliste
Es werden 10 Begriffe langsam vorgelesen, von denen die Testperson so viele wie möglich wiederholen muss. Die Reihenfolge spielt keine Rolle. Dann wird die Aufgabe wiederholt. Jeder richtig genannte Begriff aus beiden Durchgängen zählt als Punkt.

2. Aufgabe: Zahlen als Wort schreiben – Worte in Ziffern umwandeln
Die Testperson bekommt ein Blatt mit Ziffern bzw. ausgeschriebenen Zahlen vorgelegt. Sie soll jeweils die korrekte Umwandlung danebenschreiben. Jede richtig umgewandelte Zahl ergibt 1 Punkt.

3. Aufgabe: Im Supermarkt
Innerhalb einer Minute muss die Testperson so viele Gegenstände wie möglich aufzählen, die in einem Supermarkt gekauft werden können. Die richtig genannten Begriffe werden per Strichliste gezählt.

4. Aufgabe: Zahlenfolge rückwärts
Die Testperson muss Zahlenfolgen, die ihr vorgelesen werden, rückwärts wiedergeben. Begonnen wird mit einer Folge bestehend aus zwei Zahlen. Bei richtiger Antwort folgt eine Folge mit drei Zahlen usw. Zählt die Testperson eine Folge falsch auf, erhält sie eine andere Folge der gleichen Länge. Wird diese ebenfalls falsch benannt, ist die Aufgabe beendet. Gewertet wird die Anzahl der Ziffern der längsten Folge, die richtig rückwärts wiedergegeben wird.

5. Aufgabe: Wiederholen der Begriffe aus Aufgabe 1
Die Liste wird nicht noch einmal vorgelesen, die Erinnerung soll aus dem Gedächtnis erfolgen. Jeder richtig genannte Begriff zählt als Punkt.

Auswertung des Testergebnisses

0 bis 8 Punkte: Bei diesem Ergebnis gilt eine Demenz als gesichert. Das Ergebnis sollte mit dem behandelnden Arzt besprochen werden.
9 bis 12 Punkte: Das Ergebnis weist auf eine leichte kognitive Beeinträchtigung (mild cognitive impairment – MCI) der Testperson hin. Diese leichte Störung gilt jedoch als Risikofaktor für die Entwicklung einer Alzheimer-Erkrankung. Das Denkvermögen sollte trainiert werden ▸ **siehe Seite 42**.
13 bis 18 Punkte: Die Leistung ist altersgemäß, es gibt keinen direkten Hinweis auf eine Einschränkung, allerdings besteht die Möglichkeit einer minimalen kognitiven Beeinträchtigung (MCI) im unteren Punktebereich.

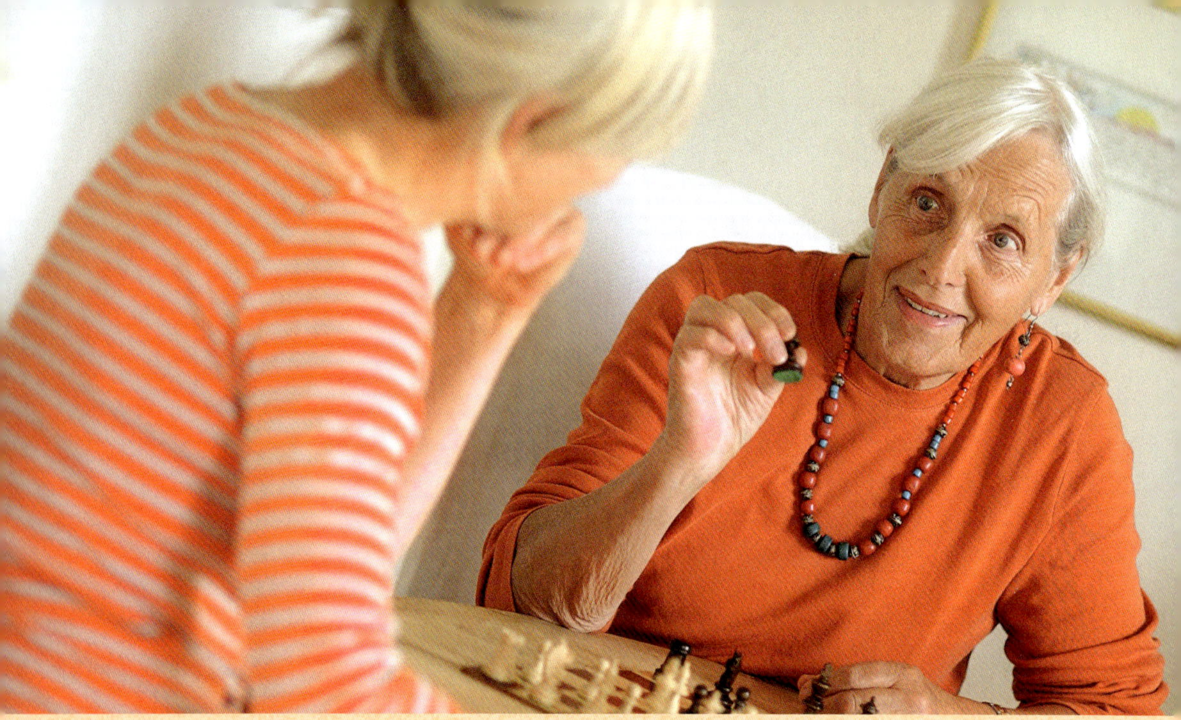

ALZHEIMER ODER DIABETES TYP 3?

Bisher gibt es leider keine Möglichkeit, die fortgeschrittene Alzheimer-Krankheit zu heilen. Deshalb ist es besonders wichtig, durch geeignete Vorsorgemaßnahmen die Wahrscheinlichkeit zu vermindern, diese Erkrankung zu bekommen. Dazu gehört, alle auf Seite 9 genannten Risikofaktoren zu vermeiden, denn sie führen dazu, dass die Funktion der Nervenzellen und der verbindenden Nervenfasern im Gehirn beeinträchtigt wird. Eine Folge der Fehlfunktion dieser Zellen kann eine Demenz sein. Die Fehlfunktion kann durch eine gestörte Kommunikation zwischen den Nervenzellen hervorgerufen werden, da Ablagerungen an den Nervenfasern die Signalfortleitung behindern, aber auch durch eine unzureichende Versorgung der Nervenzellen mit Nährstoffen verursacht sein. Um Letzteres geht es in diesem Kapitel.

Wie funktioniert das Gehirn?

Um die Funktionsweise einer Ernährungsänderung zu verstehen, lassen Sie uns zuerst ansehen, wie der normale Energiestoffwechsel im Gehirn abläuft.

Unser Gehirn ist ein faszinierendes Organ. In dem Gesamtgewicht von ca. 1,5 Kilogramm sind rund 100 Milliarden Zellen enthalten. Davon entfällt ein großer Teil auf Nervenzellen, die sogenannten Neuronen. Jede einzelne dieser Nervenzellen kann über lange Fortsätze, die Nervenfasern, mit bis zu 10 000 anderen Zellen in Kontakt treten. Die Kontaktstellen zweier Nervenzellen werden Synapsen genannt. Würde man alle Nervenfasern hintereinander in einer Strecke auslegen, ergäbe sich eine Distanz von rund einer Million Kilometern – das entspricht dem 25-fachen Umfang der Erde. Jeder einzelne Gedanke und jede willentliche Bewegung ist damit verbunden, dass Information zwischen diesen Neuronen ausgetauscht und fortgeleitet wird. Dazu werden, ausgehend von den Neuronen, über die Nervenfasern winzige elektrische Impulse geleitet, die dann am Ende an den Synapsen so umgesetzt werden, dass Überträgerstoffe (Neurotransmitter) freigesetzt werden, die dann auf andere Nervenzellen einwirken können. Diese Überträgerstoffe müssen in den Zellen gebildet, freigesetzt und dann auch wieder abgebaut werden, da sie ihre Wirkung immer nur für sehr kurze Zeit ausüben dürfen.

Die Informationsfortleitung in den Nervenfasern geschieht über den Ein- und Ausstrom elektrisch geladener Teilchen (Ionen), insbesondere der Mineralstoffe Natrium, Kalium, Kalzium und Magnesium. Diese Ionen müssen entlang der Nervenfasern stets in der richtigen Konzentration vorliegen. Um dies zu gewährleisten, sind in den Zellen des Gehirns biochemische Pumpen »installiert«, die die elektrisch geladenen Teilchen dorthin befördern, wo sie gerade gebraucht werden.

Alle diese Prozesse benötigen Energie und Sauerstoff. Es ist deshalb nicht verwunderlich, dass 20 Prozent des vom Herz in den

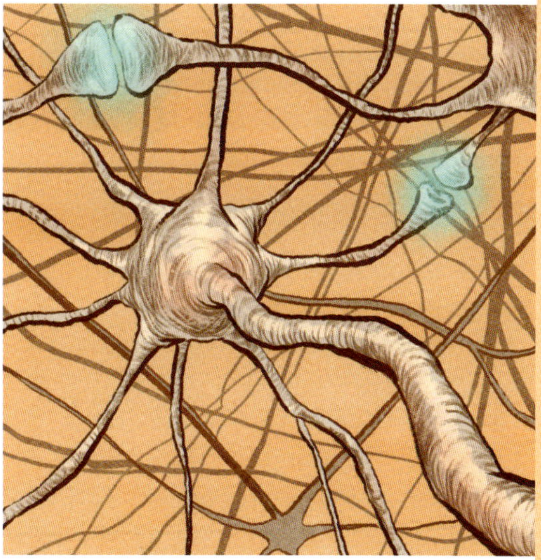

Über Synapsen (grün) wird die Information von einer Nervenzelle zur anderen weitergeleitet.

Körper gepumpten Blutes direkt das Gehirn durchströmen, obwohl das Gehirn nur drei bis fünf Prozent der Gesamtkörpermasse ausmacht. Natürlich ist auch die Erhaltung der Gefäßgesundheit gerade im Gehirn von größter Bedeutung. Denn eine durch Ablagerungen verursachte Verengung der Blutgefäße im Gehirn kann zu einer Mangelversorgung beitragen und ist damit eine Ursache einer Altersdemenz. Im Extremfall kann dann ein Verschluss eines Blutgefäßes zum Schlaganfall führen.

Energie für das Gehirn

Selbstverständlich muss unser Gehirn für die vielfältigen Aufgaben auch mit ausreichend Brennstoff versorgt werden. Hirnforscher wie Prof. Achim Peters aus Lübeck konnten in den letzten Jahren nachweisen, dass das Gehirn bei drohendem Nährstoffmangel noch vor allen anderen Organen damit versorgt wird. Auf diesen Untersuchungen basiert die sogenannte Selfish-Brain-Theorie, die besagt, dass sich das Gehirn selbstsüchtig verhält und den eigenen Bedarf an Nährstoffen deckt, bevor alle anderen Organe damit versorgt werden.

ZUCKER ALS BRENNSTOFF

Generell wird in unserem Nervensystem Glukose als Brennstoff verwendet. Glukose, auch Traubenzucker genannt, stammt aus den Kohlenhydraten unserer Nahrung, zum Beispiel aus Kartoffeln, Nudeln, Brot, Reis, Kuchen oder Zucker. Damit es nicht zu Konkurrenzerscheinungen zwischen den verschiedenen Organen kommt, besteht im Gehirn die Besonderheit, dass dort Glukose wesentlich einfacher in die Zellen aufgenommen wird als in anderen Körperorganen. Während im übrigen Körper für das Öffnen der entsprechenden Aufnahmesysteme für Glukose das Hormon Insulin ▸ **siehe Seite 32** erforderlich ist, können die Nervenzellen die Glukose ohne Anwesenheit von Insulin aufnehmen.

Die Konzentration der Glukose im Blut, der sogenannte Blutzuckerspiegel, wird natürlich sehr intensiv reguliert. Tagsüber erfolgt

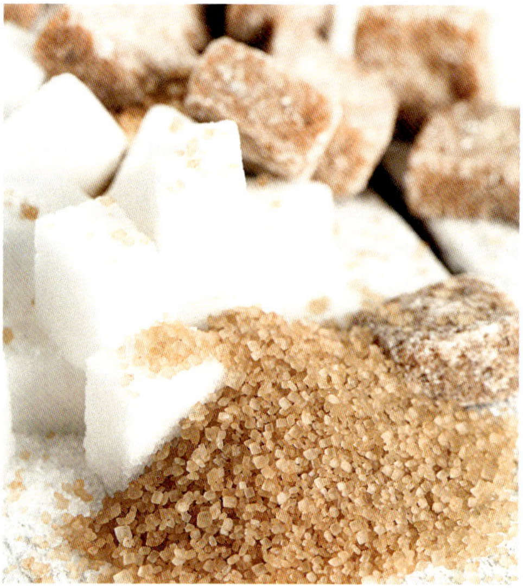

Zucker dient als Brennstoff für das Gehirn, zu viel davon kann eine Demenz verschlimmern.

die Versorgung mit Glukose gewöhnlich über mehrere kohlenhydrathaltige Mahlzeiten, aus denen Glukose nach und nach freigesetzt und im Darm aufgenommen wird. Für die Überbrückung der nächtlichen Fastenphase hat die Leber die Aufgabe, tagsüber Glukose in Form von Glykogen zu speichern und nachts wieder als Glukose ans Blut abzugeben, sodass das Gehirn auch während wir schlafen damit versorgt wird. Das bedeutet allerdings, dass die Speicher morgens leer sind und die grauen Zellen Nachschub brauchen, den wir in Form eines Frühstücks liefern.

WEITERE NÄHRSTOFFE FÜR DIE FUNKTION DER NERVENZELLEN

Neben der Brennstoffversorgung benötigt das Gehirn natürlich noch eine Vielzahl weiterer Substanzen zum reibungslosen Funktionieren. Die aufwendigen biochemischen Prozesse erfordern insbesondere lebenswichtige Mikronährstoffe, die wir nicht selbst herstellen können und deshalb in ausreichender Menge mit der Nahrung aufnehmen müssen. Dazu gehören Vitamine, Mineralstoffe und Spurenelemente. Sie dienen als Kofaktoren für die enzymatischen Umsetzungen im Zellstoffwechsel.

Vitamine sind nur in kleinen Mengen nötig, doch kann bereits ein geringer Mangel die Gesundheit beeinträchtigen. Insgesamt muss der Mensch 13 verschiedene Vitamine regelmäßig über die Nahrung aufnehmen. Vitamine haben unterschiedliche Funktionen: Sie sind beispielsweise an der Umwandlung der Nahrungsenergie in Körperenergie beteiligt, bauen körpereigene Enzyme, Hormone, Blutzellen und Gewebe auf und fördern die Infektionsabwehr. Als besonders wichtig haben sich das antioxidativ ▸ **siehe Seite 28** wirkende Vitamin C sowie Folsäure und die Vitamine B_6 und B_{12} herausgestellt. Leider wird noch einige Forschung notwendig sein, bis der genaue Einfluss der Vitamine auf das Alzheimer-Geschehen geklärt ist.

Mineralstoffe und Spurenelemente sind anorganische Substanzen, die ähnlich wie die Vitamine nur in kleinen Mengen gebraucht werden, doch ohne sie funktioniert nichts im Stoffwechsel. Sie sind beispielsweise wichtig für die Erregbarkeit von Nerven und Muskeln, Blutbildung und Sauerstofftransport, Aufbau von Knochen und Zähnen, Steuerung des Wasserhaushaltes und vieles mehr. Mineralstoffe gehen besonders mit den Körperausscheidungen verloren und müssen wieder ersetzt werden. Zur Aufrechterhaltung der Leistungsfähigkeit ist der Körper deshalb auf die regelmäßige Zufuhr von Mineralstoffen mit der Nahrung angewiesen. Vor allem die ausreichende Zufuhr von Magnesium und Zink scheint für die Hirnfunktion große Bedeutung zu haben. Mangelsituationen im Bereich der Vitamine und Mineralstoffe wirken sich generell sehr negativ auf unsere Gehirnfunktion aus. Eine

ANTIOXIDANZIEN LIEFERNDE LEBENSMITTEL

Antioxidanzien helfen dem Körper, aggressive Stoffwechselprodukte – freie Radikale – unschädlich zu machen.

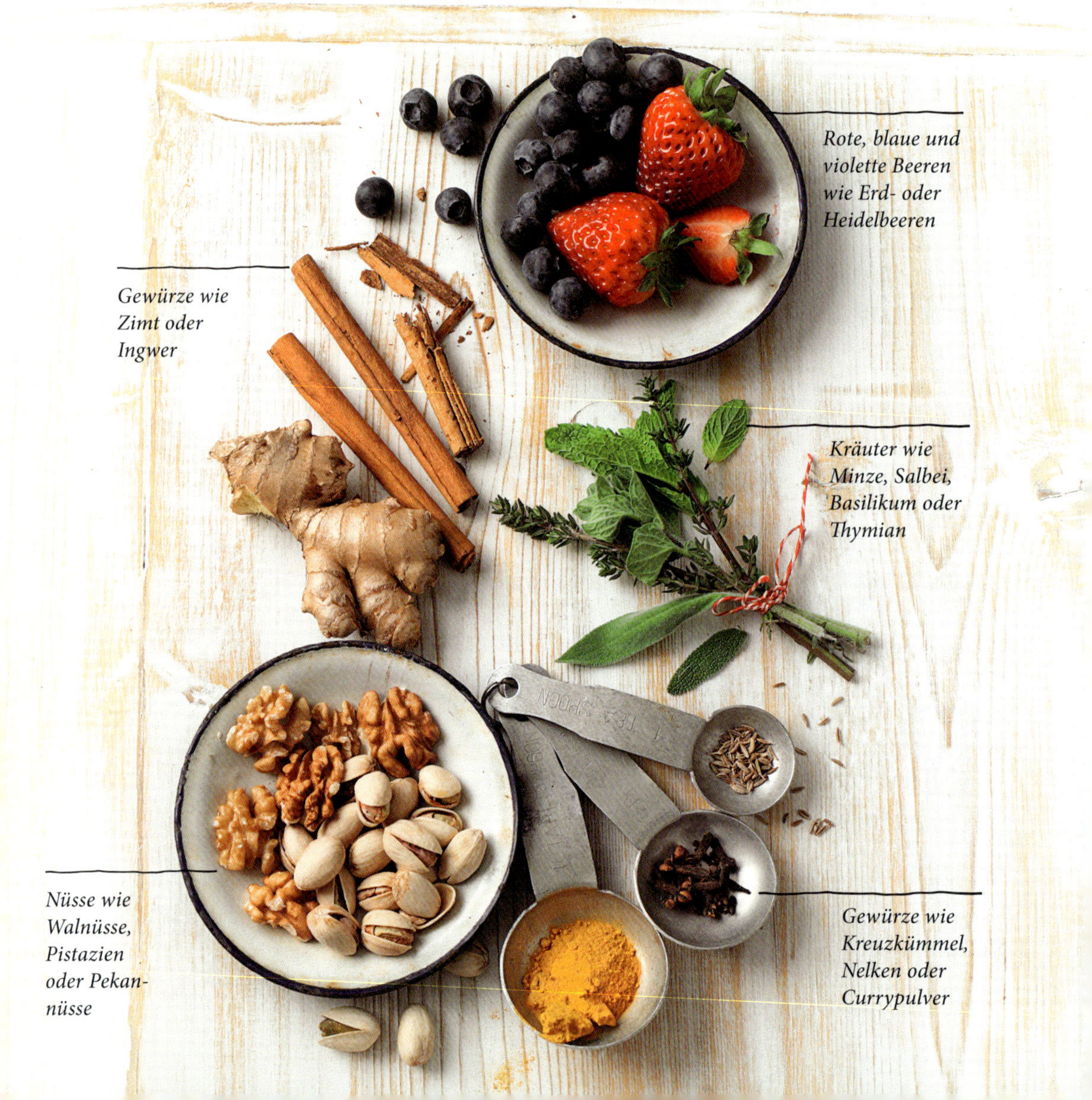

Rote, blaue und violette Beeren wie Erd- oder Heidelbeeren
Gewürze wie Zimt oder Ingwer
Kräuter wie Minze, Salbei, Basilikum oder Thymian
Nüsse wie Walnüsse, Pistazien oder Pekannüsse
Gewürze wie Kreuzkümmel, Nelken oder Currypulver

ausreichende Zufuhr dieser essenziellen, das heißt lebensnotwendigen Mikronährstoffe ist deshalb auch zur Vermeidung von Fehlleistungen des Gehirns absolut notwendig.

Die Rolle des Sauerstoffs

Biochemisch gesehen beziehen alle Zellen in unserem Organismus und natürlich auch im Gehirn die nötige Energie aus dem Abbau von Nährstoffen, insbesondere von Kohlenhydraten und Fetten ▸ siehe Seite 47. Dabei wird Sauerstoff verbraucht. Dieser Prozess wird auch Zellatmung genannt. Hierbei werden Bestandteile der Kohlenhydrate sowie Abbauprodukte von Fettsäuren zusammen mit Sauerstoff in einem aufwendigen Prozess in Kohlendioxid und Wasser umgewandelt. Dabei entsteht ein energiereiches Zwischenprodukt, Adenosintriphosphat (ATP), das den universellen zellulären Brennstoff darstellt. ATP liefert die Energie, die die vielfältigen biochemischen Prozesse in den Zellen antreibt.

Der überwiegende Teil der Umwandlung von energiereichen Nährstoffen in ATP findet in bestimmten Bereichen innerhalb der Zellen, den Mitochondrien, statt. Sie sind in beinahe allen Zellen vorhanden (Ausnahme: die roten Blutkörperchen) und stellen somit die intrazellulären Kraftwerke dar.

SCHUTZ VOR »FREIEN RADIKALEN«

Für den großen Vorteil, den wir durch die Nutzung von Sauerstoff in unserem Stoffwechsel erzielen, müssen wir leider den Nachteil in Kauf nehmen, dass bei diesem Umsatz gleichzeitig ein gewisser Anteil des Sauerstoffs in hochreaktive Teilchen, die freien Sauerstoffradikale, umgewandelt wird. Während freie Radikale zum Beispiel für unsere Immunabwehr benötigt werden, kann ein Übermaß von ihnen viele Zellstrukturen schädigen und so langfristig zum Entstehen von Krankheiten beitragen, wozu auch die Demenz gehört. Darüber hinaus wird seit Langem ein beschleunigter Alterungsprozess mit einem Übermaß an freien Radikalen in Verbindung gebracht. Wenn die körpereigenen Schutzsysteme nicht mehr ausreichen, alle freien Radikale unschädlich zu machen, wird dies als »oxidativer Stress« bezeichnet ▸ siehe Seite 30. Zusätzlich zum oxidativen Stress aus unserem Stoffwechsel ist der menschliche Körper aber natürlich auch noch freien Radikalen aus der Umwelt ausgesetzt, die durch UV-Strahlung, Luftverschmutzung, Rauchen etc. entstehen.

Oxidativer Stress wirkt sich generell auf alle Zellen des Körpers negativ aus. Da der Sauerstoffumsatz in den Nervenzellen jedoch besonders hoch ist, entstehen hier auch mehr freie Radikale als in den anderen Körpergeweben. Vorbeugen lässt sich dem durch reichlichen Verzehr von Lebensmitteln mit einer hohen antioxidativen Kapazität. Beispiele hierfür können Sie auf der linken Seite sehen.

KOHLENHYDRATE STRESSEN

Bei der schnellen Energiegewinnung aus Kohlenhydraten in Anwesenheit von Sauerstoff entstehen leider zellschädigende freie Radikale.

Wir wissen, dass Sauerstoff Metalle rosten und Öle ranzig werden lässt – Vorgänge, die man als Oxidation bezeichnet. Auch in unserem Körper kann Sauerstoff oxidative Schäden verursachen, der Körper gerät unter sogenannten oxidativen Stress. Ein Zuviel von Sauerstoff kann nämlich zur Bildung von freien Radikalen führen. Diese sind chemisch sehr aktiv und können Zellstrukturen zerstören. Geringe Mengen dieser freien Radikale entstehen als Teil des normalen Zellstoffwechsels, doch unsere Zellen haben Mechanismen, sie zu entgiften, insbesondere mithilfe sogenannter Antioxidanzien, zu denen unter anderem Vitamin C und Vitamin E, aber auch Substanzen wie das Coenzym Q_{10} gehören sowie bestimmte Enzyme in unserem Stoffwechsel. Wenn die körpereigenen Antioxidanzien der freien Radikale nicht mehr Herr werden, kommt es zu Schäden, die langfristig zu Krankheiten führen und auch den Alterungsprozess mitbeschleunigen. Es ist also sinnvoll, freie Radikale nicht im Übermaß zu produzieren. Dies passiert jedoch, wenn wir uns sehr kohlenhydratreich ernähren.

HILFE GEGEN OXIDATIVEN STRESS

Körpereigene Schutzmechanismen sorgen normalerweise dafür, dass freie Radikale akut nicht allzu großen Schaden anrichten. Allerdings benötigen diese Schutzsysteme häufig bestimmte Kofaktoren, die wir mit der Nahrung aufnehmen müssen – dazu gehören eine Reihe von Vitaminen und Mineralstoffen.

Antioxidanzien können wir ebenfalls mit der Nahrung aufnehmen. Generell enthalten viele Pflanzen solche Antioxidanzien. Beispiele dafür sehen Sie auf Seite 28, aber auch Rotwein, ungesüßtes Kakaopulver oder Linsen haben eine hohe antioxidative Kapazität. Pflanzen sind ortsgebunden und können die oxidative Belastung, die durch die Bestrahlung mit UV-Licht entsteht, nur durch die Produktion eigener Antioxidanzien kompensieren. Wird ein Blatt regelmäßig mit Sonnenlicht bestrahlt, enthält es viel mehr Antioxidanzien als ein unbestrahltes Blatt. Verzehren Sie deshalb wenn möglich Gemüse und Salat aus Freilandanbau. So können Sie sich diese antioxidativen Pflanzeninhaltsstoffe zunutze machen.

Alzheimer-Krankheit – eine Stoffwechselerkrankung?

Bei vielen, vor allem auch älteren Menschen ist es üblich, dass sie einen großen Teil ihrer täglichen Kalorien in Form von solchen Kohlenhydraten zu sich nehmen, die leicht verdaulich sind und sehr schnell ins Blut aufgenommen werden. Dazu gehören Zucker, Süßspeisen, Weißmehlprodukte wie Kuchen oder helles Brot und stark gesüßte Getränke. Untersuchungen der letzten Jahre, unter anderem aus der Arbeitsgruppe um Prof. Ronald Petersen von der Mayo Klinik, Rochester, USA, zeigten, dass bei hohem Verzehr solcher Kohlenhydrate das Risiko, eine milde Form der Demenz zu erleiden, häufiger auftritt. Insbesondere spielt ein hoher Konsum von Zucker eine große Rolle für die Entwicklung dieser – häufig als Vorläufer der Alzheimer-Krankheit beschriebenen – milden Form der Demenz. Zucker ist zwar Brennstoff fürs Gehirn und deshalb ist eine moderate Menge (das heißt nicht mehr als zehn Prozent der täglichen Kalorienzufuhr) auch durchaus nützlich, doch ein Zuviel davon kann das Gehirn sogar behindern, die Zuckerbestandteile sinnvoll zu verwerten – ein ähnliches Problem, wie man es vom Diabetes Typ 2 kennt.

Unser Haushaltszucker besteht chemisch gesehen aus Saccharose, einem sogenannten Disaccharid (Zweifachzucker), das sich wiederum aus Fruktose (Fruchtzucker) und Glukose (Traubenzucker) zusammensetzt. Eine hohe Glukose- und Fruktosezufuhr über große Mengen Zucker kann die Blutgefäße des Gehirns negativ beeinflussen, da sich Zuckerbestandteile unspezifisch an Zellmembranen anheften und zu Änderungen führen, aus denen Ablagerungen und nachfolgend Verengungen entstehen können. Dadurch wird die Sauerstoffversorgung der Gehirnzellen beeinträchtigt.

Zu viel Glukose und die Folgen

Eine hohe Blutzuckerkonzentration kann sich auf verschiedene Weise negativ auf unser Gehirn auswirken:

Ein Hauptproblem der kohlenhydratreichen Ernährung ist eine hohe Konzentration von Glukose und Insulin im Blut, wodurch vermehrt freie Radikale gebildet werden und nachfolgend sogar Entzündungsprozesse gefördert werden können ▸ **siehe Seite 32**. Normalerweise kreist bei einer gesunden Person ca. ein Teelöffel Zucker im Blut, ein halber Liter Softdrink enthält jedoch bereits zehn Teelöffel Zucker. Zusammen mit einer kohlenhydratreichen Mahlzeit wird der Körper dann von mehr Glukose überschwemmt, als er effektiv verwerten kann.

Bei hohen Konzentrationen von Glukose im Blut heftet sich diese unspezifisch an Proteine der Blutgefäßoberfläche an, wodurch deren Funktion beeinträchtigt werden kann. Je höher die Blutzuckerkonzentration, desto höher ist die Wahrscheinlichkeit dafür. Als

Folge können zum Beispiel Entzündungsprozesse gefördert werden, das Risiko für viele Krankheiten steigt. Eine zu hohe Blutzuckerkonzentration ist auch die Ursache für häufige Spätschäden wie Nervenschädigungen (Neuropathien), Durchblutungsstörungen infolge von Gefäßablagerungen, Herzerkrankungen wie Herzinfarkt, Nierenschäden und Erblindung aufgrund von Durchblutungsstörungen im Auge bei schlecht eingestellten Diabetikern.
Ist der Glukosegehalt im Blut hoch, so steigt aber auch die Tendenz, dass sich diese Glukose unspezifisch an Membranen und Proteine im Gehirn anheftet. Diese »Verzuckerung« bestimmter Strukturen führt auch dort zur vermehrten Bildung von freien Radikalen, die wiederum verantwortlich sein können für die Bildung von Amyloid-Ablagerungen und Tau-Protein im Gehirn ▸ **siehe Seite 16**. All dies kann zur Demenz beitragen oder eine bereits bestehende Alzheimer-Krankheit verschlimmern.

INSULIN UND GLUKOSE

Was passiert mit der Glukose im Körper? Damit unser Körper die Glukose als Energiequelle nutzen kann, muss sie mithilfe des Hormons Insulin in die Zellen transportiert werden. Hauptproduktionsort von Insulin sind bestimmte Zellen der Bauchspeicheldrüse. Nach jeder kohlenhydrathaltigen Mahlzeit steigt der Blutzuckergehalt, wodurch in der Bauchspeicheldrüse die Insulinfreisetzung hervorgerufen wird. Vor allem an den Zellmembranen der Muskulatur und der Leber vermittelt dann dieses Insulin die Aufnahme von Glukose in die Zelle, wodurch der Blutzuckergehalt wieder sinkt und die Insulinfreisetzung ebenfalls nachlässt.

Diabetes und Alzheimer haben ähnliche Ursachen

Diabetes mellitus, insbesondere der Typ 2 (»Altersdiabetes«), ist eine der häufigsten Stoffwechselkrankheiten. Man schätzt, dass weltweit die Zahl der Diabetiker bis 2030 auf über 300 Millionen ansteigen wird. Diabetes Typ 2 ist eine komplexe Erkrankung,

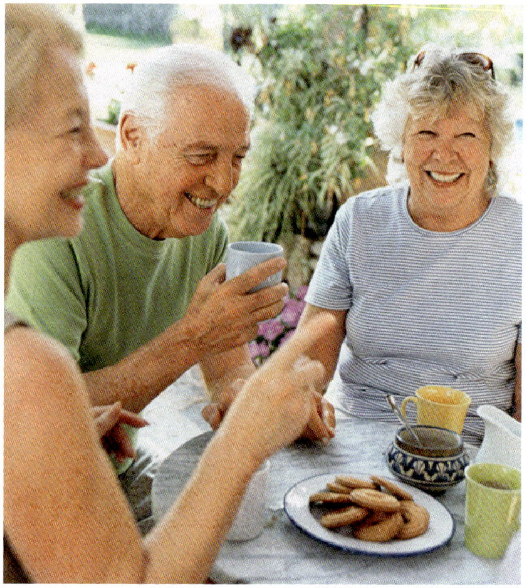

Kaffeekränzchen erhöhen den Kuchenkonsum. Das Risiko für Diabetes und Alzheimer steigt.

bei der zum einen zu wenig Insulin gebildet wird und andererseits Insulin auch weniger gut vom Körper verwertet werden kann.
Die Risikofaktoren für Diabetes Typ 2 und für neurodegenerative Erkrankungen wie Demenz sind gleich: hoher Blutzuckergehalt, Übergewicht, erhöhte Blutfettwerte. Tatsächlich ist Diabetes auch häufig mit einem langsamen Verlust kognitiver Leistungsfähigkeit verbunden. Diabetiker haben ein um 65 Prozent erhöhtes Risiko, eine Demenz zu erleiden. Aufgrund dieser Parallelen vermuten viele Wissenschaftler, dass Diabetes und Alzheimer ähnliche Ursachen haben könnten.
Damit Insulin überhaupt wirken kann, muss es an ein bestimmtes Protein der Zellmembran gebunden werden: den Insulinrezeptor. Zu Beginn einer Diabetes-Erkrankung ist die Wirkung des Insulins am Insulinrezeptor vermindert. Über einen längeren Zeitraum kann diese verminderte Wirksamkeit durch eine erhöhte Insulinbildung ausgeglichen werden. Diese Mehrproduktion führt allerdings auf lange Sicht zur Erschöpfung der Insulin produzierenden Zellen in der Bauchspeicheldrüse. In der Spätphase ist der Diabetiker dann auf regelmäßige Insulinspritzen angewiesen, weil seine Bauchspeicheldrüse gar kein Insulin mehr herstellt.

Insulin im Gehirn

Bisher ist man davon ausgegangen, dass das zentrale Nervensystem von Insulin unabhängig ist und dass dieses Hormon die Blut-Hirn-Schranke ▸ siehe Seite 118 nicht überwinden kann, also nicht ins Gehirn gelangt. Doch in den letzten Jahren hat sich herausgestellt, dass diese klassische Vorstellung nicht nur falsch war, sondern dass Insulin sogar von besonderer Bedeutung für unser Gehirn ist. Es kann im Gehirn hohe Konzentrationen erreichen und dort lang anhaltende Effekte erzielen.
Das Insulin aus der Bauchspeicheldrüse wird mit dem Blut ins Gehirn transportiert. Dabei muss es die Blut-Hirn-Schranke überwinden, wofür es spezifische Transportsysteme gibt. Ist ständig viel Insulin im Blut – so wie bei Diabetikern in der Frühphase der Erkrankung –, werden diese Transportsysteme träge. Zusätzlich kommt auch bei nachlassender Insulinproduktion in der Bauchspeicheldrüse im Zusammenhang mit einem fortschreitenden Diabetes weniger Insulin im Gehirn an und kann dann nicht mehr ausreichend in den inneren Hirnbereich aufgenommen werden.
Weitere Erkenntnisse, unter anderem von der Arbeitsgruppe um Prof. Paula Moreira, Universität Coimbra, Portugal (in den letzten Jahren in verschiedenen Übersichtsarbeiten zusammengefasst), belegen, dass nicht nur Insulin aus der Bauchspeicheldrüse im Gehirn wirkt, sondern dass Insulin in Nervenzellen des Gehirns selbst hergestellt wird. Mit zunehmendem Alter kann diese Fähigkeit aber leider nachlassen.

Alzheimer – Diabetes Typ 3

Die Ähnlichkeiten zwischen Diabetes Typ 2 und der Alzheimer-Krankheit führten dazu, dass inzwischen von vielen Wissenschaftlern – zuerst von Prof. de la Monte, USA, im Jahr 2005 – die Alzheimer-Krankheit als Diabetes Typ 3 bezeichnet wird.

Der Grund ist darin zu sehen, dass Insulin nicht nur die Türen in der Zellmembran für Zucker öffnet, sondern dass es noch weitere wichtige Aufgaben im Stoffwechsel hat. So steuert es durch Beeinflussung bestimmter Enzyme den intrazellulären Energieumsatz. Während im Gehirn die Zuckeraufnahme in weiten Bereichen auch ohne Insulin möglich ist, wird dieses Hormon dort für die Verwertung von Glukose benötigt. Ist zu wenig Insulin vorhanden oder kann es nicht adäquat wirken, weil die Insulinrezeptoren unempfindlich geworden sind, kommt es zwar auch zu einer verminderten Glukoseaufnahme (wie beim Diabetes Typ 2). Bei Alzheimer ist aber vorwiegend die Verwertung der Glukose beeinträchtigt. Beides kann zu einem Energiedefizit in der Zelle führen. Die Vermutung liegt deshalb nahe, dass auch bei der Alzheimer-Krankheit Behandlungen erfolgreich sein könnten, wie sie bereits bei Diabetikern Verwendung finden. Und in der Tat zeigte sich, dass eine verbesserte Insulin-Verfügbarkeit, wie sie mit bestimmten Medikamenten bei Diabetikern erreicht wird, auch zu einer Verbesserung der Alzheimer-Symptomatik führte. Ebenso zeigte eine direkte Insulingabe in Form von Nasensprays bei Alzheimer-Patienten positive Wirkungen.

Eine geschwächte Insulin-Versorgung bzw. -Ausnutzung führt letztendlich zu einer schlechteren Zuckerverwertung im Gehirn, wodurch dort ein Energiemangel entsteht. Immerhin ist das Gehirn der primäre Verbraucher von Glukose, zwei Drittel der zirkulierenden täglichen Glukosemenge werden dort normalerweise verstoffwechselt. Da unter Normalbedingungen dem Gehirn ausschließlich Zucker als Brennstoff zur Verfügung steht, ist eine Beeinträchtigung des Glukoseumsatzes auch mit verminderter Gehirnleistung verbunden. Unter diesen Bedingungen wird das Gehirn förmlich »ausgehungert«. Glücklicherweise gibt es jedoch die Möglichkeit, dem Gehirn einen alternativen Brennstoff zur Verfügung zu stellen; dazu lesen Sie mehr ab Seite 36.

Neben dem fehlenden Insulin gibt es weitere wichtige biochemische Ähnlichkeiten zwischen Alzheimer und Diabetes, etwa eine eingeschränkte Funktion der Mitochondrien, erhöhter oxidativer Stress und Änderungen verschiedener Enzymaktivitäten.

Alternative Nährstoffe für das Gehirn

Üblicherweise verwendet das Gehirn ausschließlich Glukose als Nährstoff für die Verbrennung. Doch wie wird es mit Nähr-

BRENNSTOFF DURCH FASTEN

Beim Fasten sind bereits nach ca. einem Tag die Glukosespeicher in der Leber verbraucht. Trotzdem wird das Gehirn weiterhin mit Brennstoff versorgt.

Prinzipiell gibt es dafür zwei unterschiedliche Erklärungen:

- Unser Körper stellt die Glukose selbst her. Dazu werden vor allem körpereigene Eiweiße abgebaut. Logischerweise geht das nicht auf Dauer, und die mögliche Fastendauer wird deshalb auch durch den körpereigenen Eiweißspeicher begrenzt.
- Im Gehirnstoffwechsel werden alternative Wege beschritten, das heißt, das Gehirn lernt nach wenigen Tagen, auch andere Energieträger als Glukose zu verbrennen. Dabei handelt es sich um Abbauprodukte von Fett, die Ketonkörper.

Wir alle besitzen ein Fettdepot, das im Fall des Fastens zur Versorgung der Zellen herangezogen werden kann. Auch unter Normalbedingungen können wir natürlich Fett abbauen. Insbesondere in den Zellen der Skelettmuskulatur und des Herzens wird täglich Fett zur Energiegewinnung verarbeitet. Beim Fasten wird der Fettabbau jedoch zusätzlich stark stimuliert. Aus den Fettdepots werden dann Fettsäuren freigesetzt, die mit dem Blut zur Leber gelangen. Dort werden sie in großem Umfang in sogenannte Ketonkörper umgewandelt. Diese Ketonkörper sind unter normalen Umständen im Blut nur in geringen Mengen vorhanden, beim Fasten steigt ihre Konzentration jedoch erheblich an. Das Besondere ist nun, dass diese Ketonkörper vom Gehirn als alternative Energiequelle genutzt werden können. Voraussetzung dafür ist, dass im Gehirn die für den Ketonkörper-Stoffwechsel notwendigen Enzyme vermehrt hergestellt werden, wozu einige Tage der Anpassung nötig sind.

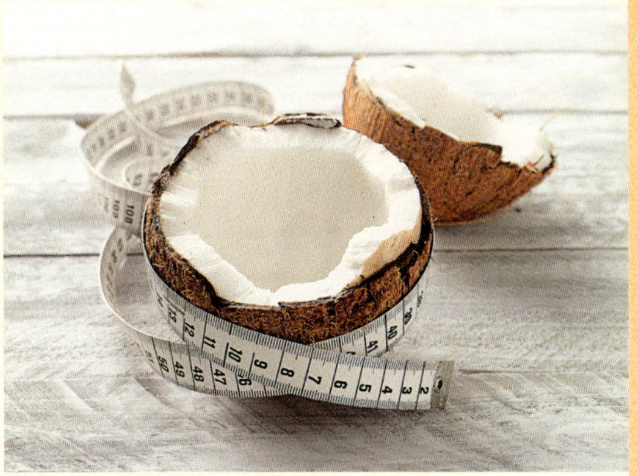

Beim Fasten werden Ketonkörper gebildet, die dem Gehirn Energie liefern.

stoffen versorgt, wenn die Glukose-Zufuhr versiegt? Genau das passiert nämlich beim Fasten ▸ siehe Seite 35. Das Gehirn lernt dann, statt Glukose andere Energieträger zu verbrennen, nämlich sogenannte Ketone. Dies sind chemische Substanzen, die in der Leber beim Abbau von Fettsäuren entstehen. Mit dem Blut gelangen sie zu anderen Organen. Sie dienen der Energieversorgung. Ohne die Möglichkeit, diese Ketone zu bilden, wäre ein Überleben von Hungerperioden in der Evolution nicht möglich gewesen. Wenn wir keine Nahrung zu uns nehmen, deckt der Organismus bereits nach der ersten Nacht zwei bis sechs Prozent seines Energiebedarfs über den Abbau von Ketonen, nach drei Tagen wächst der Anteil auf 30 bis 40 Prozent. Ketonkörper werden unter Normalbedingungen von der Herz- und Skelettmuskulatur sowie von den Nieren verstoffwechselt. Auch das Gehirn kann nach einer Anpassungsphase von mehreren Tagen, in der die dafür notwendigen Enzyme vermehrt hergestellt werden, bis zu zwei Drittel seines Energiebedarfs aus dem Abbau von Ketonkörpern decken. Auf diese Weise ist es in der Lage, auch längere Hungerperioden zu überstehen.

Die ketogene Diät

Neben dem Fasten haben wir eine weitere Möglichkeit, den Ketonkörpergehalt im Blut zu erhöhen: Wir müssen uns sehr fettreich und gleichzeitig kohlenhydratarm ernähren. Diese Art der Ernährung wird »ketogene Diät« genannt. Seit den 1920er-Jahren ist die positive Wirkung dieser Ernährungsform in der Medizin bekannt. Zuerst wurde sie von Dr. Wilder von der Mayo-Klinik, USA, beschrieben, der beobachtete, dass mit dieser Ernährungsform bei Patienten mit der neurologischen Erkrankung Epilepsie eine erhebliche Verminderung der Krampfanfälle erreicht werden konnte. Allerdings ist diese Art der Lebensmittelauswahl nur sehr schwer auf Dauer einzuhalten, da sich die ketogene Diät durch den extremen Fett- und geringen Kohlenhydratgehalt dramatisch von unserer normalen Ernährung unterscheidet. Der weitgehende Verzicht auf kohlenhydratreiche Lebensmittel wie Nudeln, Brot oder Reis und der hohe Fettanteil (bis zu 80 Prozent) sind aber notwendig, um mit bei uns üblichen Lebensmitteln eine für die Krampfanfallsminderung ausreichende Konzentration an Ketonkörpern im Blut zu erreichen. Das bedeutet aber auch, dass andere Kohlenhydratträger wie Obst oder Gemüse ebenfalls nur in sehr geringen Mengen verzehrt werden dürfen.

Mittelkettige Fettsäuren als Brennstoff für das Gehirn

Es gibt jedoch eine Alternative, den Ketonkörpergehalt im Blut zu erhöhen, nämlich durch den Verzehr von mittelkettigen Fettsäuren ▸ siehe Seite 49. Anfang der 1970er-

Jahre beschrieb Peter Huttenlocher von der Universität Chicago, dass mit diesen Fetten ein vergleichbarer Anstieg der Ketonkörper im Blut erreicht werden kann wie mit der ketogenen Diät. Fette, die diese speziellen Fettsäuren enthalten, werden schnell aus dem Darm aufgenommen und zur Leber transportiert. Dort werden diese Fettsäuren zu Ketonkörpern abgebaut und ins Blut abgegeben. Mit dem Blut gelangen die Ketonkörper dann ins Gehirn und versorgen es mit Energie.

Unsere übliche Nahrung enthält allerdings nur wenig Fette mit mittelkettigen Fettsäuren. Meistens essen wir Fette mit langkettigen Fettsäuren ▸ **siehe Seite 49** wie Olivenöl, Rapsöl oder Sonnenblumenöl.

Es gibt jedoch ein natürliches Nahrungsfett, das bis zu 65 Prozent aus mittelkettigen Fettsäuren besteht: das Kokosfett. Nach dem Verzehr von ca. 30 bis 50 Gramm Kokosfett kommt es deshalb innerhalb weniger Stunden zu einer wesentlichen Erhöhung der Ketonkörper-Konzentration im Blut (Ketogenese). Es zeigte sich auch, dass eine ketogene Diät wesentlich leichter durchzuhalten ist, wenn man Kokosfett bzw. spezielle Präparate mit mittelkettigen Fettsäuren in die Ernährung einbezieht, da dadurch insgesamt der Fettgehalt der Nahrung auf 50 Prozent der Kalorien reduziert werden kann und deshalb besser schmeckende und abwechslungsreichere Gerichte verwendet werden können.

Mittelkettige Fettsäuren gegen Alzheimer

Es war dann nur ein kleiner Schritt zu der Überlegung, ob eine entsprechende Diät auch positive Effekte bei der Alzheimer-Krankheit haben könnte. Zu den typischen Begleiterscheinungen der Alzheimer-Krankheit gehören Krampfanfälle und eine verstärkte neuronale Erregbarkeit. Und tatsäch-

TIPP

ESSENSPAUSEN EINHALTEN

Untersuchungen, wie die Lean Habits Studie von Prof. Westenhöfer aus Hamburg im Jahr 2004, haben ergeben, dass zwei bis drei Mahlzeiten pro Tag optimal zur Versorgung des Stoffwechsels und zum Halten des Körpergewichts sind. Als ideal gelten dabei tagsüber Pausen von etwa vier Stunden zwischen den Mahlzeiten und 14 Stunden nachts. In der nächtlichen Essenspause greift der Körper auf seine Fettreserven zurück und das Gehirn auf die Glykogenspeicher in der Leber. Das nachts ausgeschüttete Wachstumshormon Somatotropin, das auch für Regenerationsprozesse in den Zellen zuständig ist, hilft Fett zu verbrennen. Dadurch bekommt das Gehirn zusätzlich Ketonkörper.

lich stellte sich heraus, dass eine ketogene Diät in Einzelfällen diese Probleme bei Alzheimer-Patienten erheblich verbesserte.
Weitere Untersuchungen insbesondere aus den USA an kleineren Patientengruppen und an einer Reihe von Einzelbeobachtungen erbrachten, dass sich durch eine hohe Zufuhr mittelkettiger Fettsäuren tatsächlich die Symptome der Patienten erheblich besserten. Insbesondere Dr. Samuel Henderson konnte Anfang des 21. Jahrhunderts mit seinen Untersuchungen in den USA zeigen, dass bei Alzheimer-Patienten eine Diät mit reichlich mittelkettigen Fetten die kognitiven Fähigkeiten erheblich steigerte. Eine Vielzahl weiterer Untersuchungen aus der Grundlagenforschung sowie an Tiermodellen über die Alzheimer-Krankheit bestätigten ebenfalls die positiven Effekte der Versorgung des Gehirns mit dem alternativen Brennstoff der Ketone.
Es ist der Ärztin Dr. Mary Newport zu verdanken, dass das Thema mittelkettige Fettsäuren und Alzheimer-Krankheit auch in den Medien größere Beachtung gefunden hat. Dr. Newports Ehemann leidet an Alzheimer, doch durch die Umstellung der Ernährung auf eine an mittelkettigen Fettsäuren reiche Diät (zusammen mit anderen Nahrungsergänzungsmitteln) konnte sie bei ihrem Mann eine erhebliche und auch lang andauernde Verbesserung verschiedener Krankheitssymptome feststellen und dokumentieren ▸ **siehe Seite 120**.

Nebeneffekte der Ketonkörper

Der positive Effekt einer erhöhten Zufuhr von mittelkettigen Fettsäuren zeigt sich insbesondere bei beginnender Einschränkung der Gedächtnisleistungen oder anderer kognitiver Fähigkeiten. Eine fortgeschrittene Alzheimer-Erkrankung hat aber bereits zu erheblichen irreversiblen Schäden im Gehirn geführt. Es kann deshalb nicht erwartet werden, dass diese Veränderungen durch die Ernährungsumstellung wieder behoben werden können. Des Weiteren wurde leider in den bisherigen Untersuchungen nicht berücksichtigt, dass die Bereitstellung eines alternativen Brennstoffs allein noch nicht ausreicht, wenn dieser nicht verwendet werden kann, da bestimmte Kofaktoren fehlen. Außerdem wurden (leicht beherrschbare) Nebeneffekte der erhöhten Ketonkörperkonzentration oft nicht beachtet.

Wesentlicher Kofaktor: Coenzym Q_{10}

Derzeit vergeht kaum eine Woche, ohne dass neue wissenschaftliche Artikel zur Thematik der kognitiven Beeinträchtigung aufgrund eines Energiedefizits im Gehirn publiziert werden. Natürlich steht dabei die Bedeutung des Insulins für das Gehirn im Mittelpunkt der Untersuchungen, aber immer deutlicher wird dabei auch die besondere Rolle, die einer besseren Funktion der

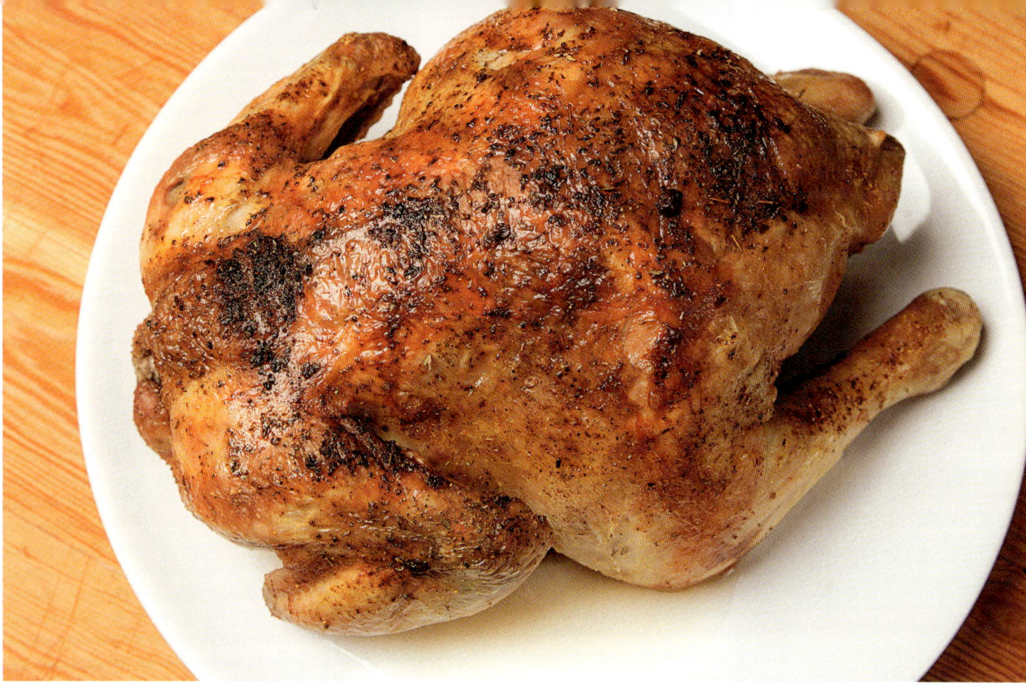

Ein wichtiger Stoff für die Energiegewinnung im Körper ist Coenzym Q_{10}. Über die Nahrung kann man ihn nur bedingt aufnehmen. Relativ viel davon ist in Geflügelfleisch enthalten.

Mitochondrien, also der Energiegewinnung in der Zelle, zukommt.

Letztendlich erfolgt der Abbau der Ketonkörper nämlich in den Mitochondrien des Gehirns. Dort wird, wie auf Seite 29 dargelegt, die speicherbare Zellenergie in Form von ATP produziert. Dieser Prozess, der in den Mitochondrienmembranen lokalisiert ist, wird Atmungskette genannt. Für diesen biochemisch aufwendigen Umbau wird ein bestimmter Überträgerstoff benötigt: das Coenzym Q_{10}. Diesen Kofaktor nehmen wir in geringen Mengen über eine Vielzahl von Lebensmitteln auf ▸ **siehe Seite 65**, den überwiegenden Teil stellt unser Körper jedoch selbst her, vor allem in der Leber. Leider lässt die körpereigene Produktion von Coenzym Q_{10} mit zunehmendem Alter auch schon bei gesunden Menschen nach. Das hat zur Folge, dass die Zellen, obwohl sie ausreichend mit Nährstoffen versorgt werden, diese aufgrund des Coenzym-Q_{10}-Mangels nicht adäquat ausnutzen können. Im Gegensatz zu vielen anderen Kofaktoren, wie Vitaminen und Mineralstoffen, die prinzipiell immer mit einer ausgewogenen Ernährung zugeführt werden, ist eine ausreichende Versorgung mit Coenzym Q_{10} über die Nahrung praktisch nicht möglich. Bei nachlassender Coenzym-Q_{10}-Produktion im Alter kommt man deshalb um die Einnahme eines geeigneten Präparates nicht herum ▸ **siehe Seite 64**.

Übersäuerung als Folge der Ketonkörper

Die Erhöhung der Ketonkörper-Konzentration im Blut hat den Nachteil, dass der Säure-Basen-Haushalt des Körpers (siehe Info unten) negativ beeinflusst werden kann. Ketonkörper sind Säuren und können zu einer Säureüberlastung des Organismus führen. Auch wenn eine Ernährung mit einer erhöhten Menge von mittelkettigen Fettsäuren nicht zu derartig hohen Ketonkonzentrationen im Blut führen kann, wie man sie bei einer schweren Entgleisung des Stoffwechsels bei Diabetikern, der Ketoazidose, findet, so kommt es doch zu einer geringfügigen Säurebelastung. Generell kann man heute davon ausgehen, dass bereits bei üblicher Ernährung dem Körper ein Zuviel an Säuren zugeführt wird. Eine erhöhte Konzentration von Ketonkörpern im Blut verstärkt die Säurebelastung dann zusätzlich. Es ist deshalb sehr wichtig, bei hohem Verzehr von mittelkettigen Fettsäuren gleichzeitig mit einer hohen Zufuhr von neutralisierenden Basen, insbesondere durch ausreichend Gemüse, Salat und Obst, auf einen ausgeglichenen Säure-Basen-Haushalt zu achten. Ist dies nicht in ausreichendem Umfang möglich, so ist die Verwendung eines Basenpräparates durchaus sinnvoll ▸ **siehe Seite 64**.

INFO

DER SÄURE-BASEN-HAUSHALT

Alle Flüssigkeiten im Körper enthalten Säuren und Basen. Sie entstehen durch die Verdauung von Nahrungs- und Genussmitteln sowie durch Stoffwechselvorgänge in den Zellen.
Beide Stoffgruppen sind für unseren Organismus lebensnotwendig, allerdings müssen sie im richtigen Verhältnis zueinander stehen. Verschiedene Ausleitungsorgane wie Lunge, Nieren und Leber sind deshalb unentwegt damit beschäftigt, das empfindliche Gleichgewicht zwischen Säuren und Basen aufrechtzuerhalten. Tatsache ist, dass der Körper am vitalsten und gesündesten ist, wenn er sich im neutralen oder schwach basischen Bereich befindet.
Ausnahmen von der Regel bilden zum Beispiel der Magen, der sauer sein muss, um seine Verdauungsarbeit leisten zu können, und die Haut, die einen Säureschutzmantel besitzt.

Die Anti-Alzheimer-Formel

Zusammenfassend lässt sich die Bereitstellung eines alternativen Brennstoffs fürs Gehirn als Anti-Alzheimer-Formel darstellen. Gleichzeitig mit der Bereitstellung muss allerdings dafür gesorgt werden, dass diese Nährstoffe in den Nervenzellen auch adäquat abgebaut werden können. Die mit dieser Ernährungsumstellung einhergehende Belastung des Säure-Basen-Haushalts lässt sich durch die Auswahl entsprechend basischer Lebensmittel ▸ **siehe Seite 60** oder durch Basenpräparate vermeiden. Eine im Alter häufig vorkommende schlechte Versorgung mit Coenzym Q_{10}, wodurch die Funktion der zellulären Energiegewinnung beeinträchtigt wird, kann durch entsprechende Nahrungsergänzungsmittel ausgeglichen werden. Eine Zusammenfassung dazu lesen Sie ab Seite 63.

In eigener Sache

Eine allgemeine Übersicht zur aktuellen wissenschaftlichen Diskussion würde hier zu weit führen. In umfangreichen Übersichtsarbeiten in hochrenommierten wissenschaftlichen Journalen werden diese neuen Betrachtungsweisen hinsichtlich der Zusammenhänge zwischen Diabetes und Alzheimer-Krankheit thematisiert. Das Zusammenführen dieser Erkenntnisse mit dem Wissen aus anderen Bereichen der Ernährungswissenschaft / Biochemie und Medizin über Stoffwechselzusammenhänge könnte einen allgemeineren Ansatz zur Behandlung der multikausalen Problematik des Nachlassens der geistigen Fähigkeiten liefern.
Möglicherweise werden jetzt verschiedene Leser einwenden, dass diese Methoden bisher noch nicht in der allgemeinen Therapie Anerkennung gefunden haben. In diesem Zusammenhang möchten wir auf die Problematik verweisen, dass Ernährungsumstellungen in Kombination mit Nahrungsergänzungsmitteln für die pharmazeutische Industrie aus wirtschaftlichen Gründen nicht interessant sind, da diese Form der Behandlung nicht oder nur in geringem Umfang patentierbar ist. Das wirtschaftliche Interesse ist deshalb relativ gering, Forschungsmittel stehen für derartige Untersuchungen nur in wesentlich geringerem Umfang zur Verfügung als für die Entwicklung neuer (patentierbarer) Medikamente, die spezifische, am Ausbruch oder Fortschreiten der Alzheimer-Krankheit beteiligte Mechanismen beeinflussen.
Mit den gegenwärtig verfügbaren Arzneimitteln ist es zwar möglich, einen gewissen therapeutischen Effekt zu erzielen, eine durchschlagende Therapieoption fehlt aber leider immer noch.
Schon jetzt möchten wir darauf hinweisen, dass die von uns vorgeschlagenen Ernährungsumstellungen keine gefährlichen Nebenwirkungen haben und deshalb problemlos ausprobiert werden können.

AKTIV GEGEN DAS VERGESSEN

Die Leistungsfähigkeit des Gehirns korreliert mit der Anzahl der Synapsen. Man weiß heute, dass die Synapsendichte in trainierten Gehirnanteilen zunimmt.

Bei Alzheimer-Patienten ist die Synapsendichte signifikant vermindert. Diesem Schwund kann ein konsequent ausgeführtes »Gehirntraining« entgegenwirken, denn die erhöhte Synapsendichte in trainierten Gehirnanteilen bleibt auch im Alter erhalten. Gerade in den frühen Phasen einer Alzheimer-Krankheit oder dem MCI, also den leichten Formen der Demenz, auf die dieses Buch ausgerichtet ist, macht ein Gedächtnistraining Sinn. Wichtig ist ständiges Üben, da die Betroffenen aufgrund der Erkrankung das Erlernte schnell wieder vergessen. Es müssen verschiedene Funktionen geübt werden, wie körperliche Aktivitäten, ein Gedächtnistraining, ein Sprechtraining und ein Training der alltäglichen Aufgaben.

KÖRPERLICHE AKTIVITÄT

Eine Studie von Prof. Rütten an der Universität Erlangen (GESTALT – Bewegen gegen Demenz, 2013) konnte eine ganze Reihe positiver Effekte der körperlichen Bewegung auf die Gehirnleistung belegen: Während der Bewegung laufen geistige Vorgänge schneller ab, und es können komplexere Aufgaben bewältigt werden. Der IQ noch nicht von Demenz betroffener 50- bis 70-Jähriger lässt sich durch die Kombination von Bewegung und geistiger Tätigkeit im Mittel um 14 Punkte steigern. Das entspricht dem Unterschied von der Normalbevölkerung zum Universitätsstudenten! Selbst geringe, aber komplexe Bewegungen wie Sprechen oder Schreiben zeigen positive Effekte auf die Hirnleistung.
Wer sich regelmäßig bewegt, kann auch langfristig sein geistiges Potenzial besser ausschöpfen. Ein lockerer Spaziergang erhöht die Hirndurchblutung um 13 Prozent! Körperlich Aktive sind kommunikationsfähiger. Damit kann dem Verlust der sozialen Kontakte durch die Alzheimer-Krankheit Einhalt geboten werden.

GEDÄCHTNISTRAINING

Bitte keine Kreuzworträtsel! Zu wissen, dass ein »Grautier mit vier Buchstaben« der Esel und der »Gesichtserker« die Nase ist, bedeutet kein Gehirntraining. Kreuzworträtsel wiederholen in ermüdender Monotonie die ewig gleichen Fragen. Natürlich gibt es

Kreuzworträtsel, bei denen »um die Ecke« gedacht werden muss. Allerdings ist bei diesen Aufgaben oft selbst ein gesunder Mensch schnell an der Grenze seiner Leistungsfähigkeit.

Sudoku, das japanische Zahlenspiel, ist hier schon anspruchsvoller und in vielen Schwierigkeitsgraden zu haben. Im Wesentlichen handelt es sich bei Sudoku um ein Konzentrationstraining, aber es sind auch komplexere Denkvorgänge erforderlich: Die Frage »Wenn eine Zahl in einer Spalte, in einer Zeile und in einem Quadrat nur einmal vorkommen darf, wo darf sie dann nur stehen?« bringt die grauen Zellen auf Touren.

Im Fernsehen erfreuen sich Quiz- und Wissenssendungen nicht ohne Grund großer Beliebtheit. Es macht Spaß, als Zuschauer ohne Erfolgsdruck mitzumachen und dabei ganz nebenbei das Gehirn zu trainieren. Unsere Favoriten sind aber Spiele wie Scrabble oder ein Wissensquiz. Neben dem Gehirntraining ist der Alzheimer-Betroffene im sozialen Netz der Familie oder Freunde integriert, pflegt Kontakte und verhindert so die soziale Vereinsamung.

SPRECHTRAINING

Das Training der sprachlichen Fähigkeiten setzt ein großes Einfühlungsvermögen der Angehörigen voraus. Der Betreuende muss sich unbedingt dem Sprachvermögen des Betroffenen anpassen und eine einfache Sprache wählen. Da sich Menschen mit Alzheimer in der Frühphase ihrer sprachlichen Einschränkungen durchaus bewusst sind, reagieren sie bei einer Überforderung schnell mit Rückzug, Frustration oder Aggression. Ein lockerer Spaziergang verbessert die Hirnleistung, schafft eine zwanglose Atmosphäre für eine Unterhaltung und gibt dem Betroffenen das eminent wichtige Gefühl der Wertschätzung, da sich der Begleiter Zeit für ihn nimmt.

TRAINING DER ALLTAGSKOMPETENZEN

Zugegeben, diese Formulierung ist etwas sperrig, aber sie umschreibt sehr gut das Ziel des Trainings. Der Verlust der Selbstständigkeit im Alter ist für uns alle ein Schreckgespenst, nicht nur für Alzheimer-Patienten. Daher sollten alle Betroffenen die Tätigkeiten des täglichen Lebens möglichst lang selbst ausführen. Die Körperpflege, das Anziehen oder das Gießen der Blumen sind bei genauerer Betrachtung ziemlich komplexe Vorgänge. Sie müssen täglich geübt werden, um erhalten zu bleiben. Dabei ist es wichtig, die Betroffenen im vertrauten Umfeld der eigenen Wohnung zu belassen. Wer hat es nicht schon erlebt, dass er nachts auf dem Weg zur Toilette gegen die Wand gerannt ist, weil er sich nicht im eigenen Schlafzimmer, sondern im Hotel befunden hat. Die Umstellung auf ein neues Umfeld, wie der Umzug in ein Seniorenwohnheim, kann die Betroffenen geistig völlig überfordern und den geistigen Verfall beschleunigen.

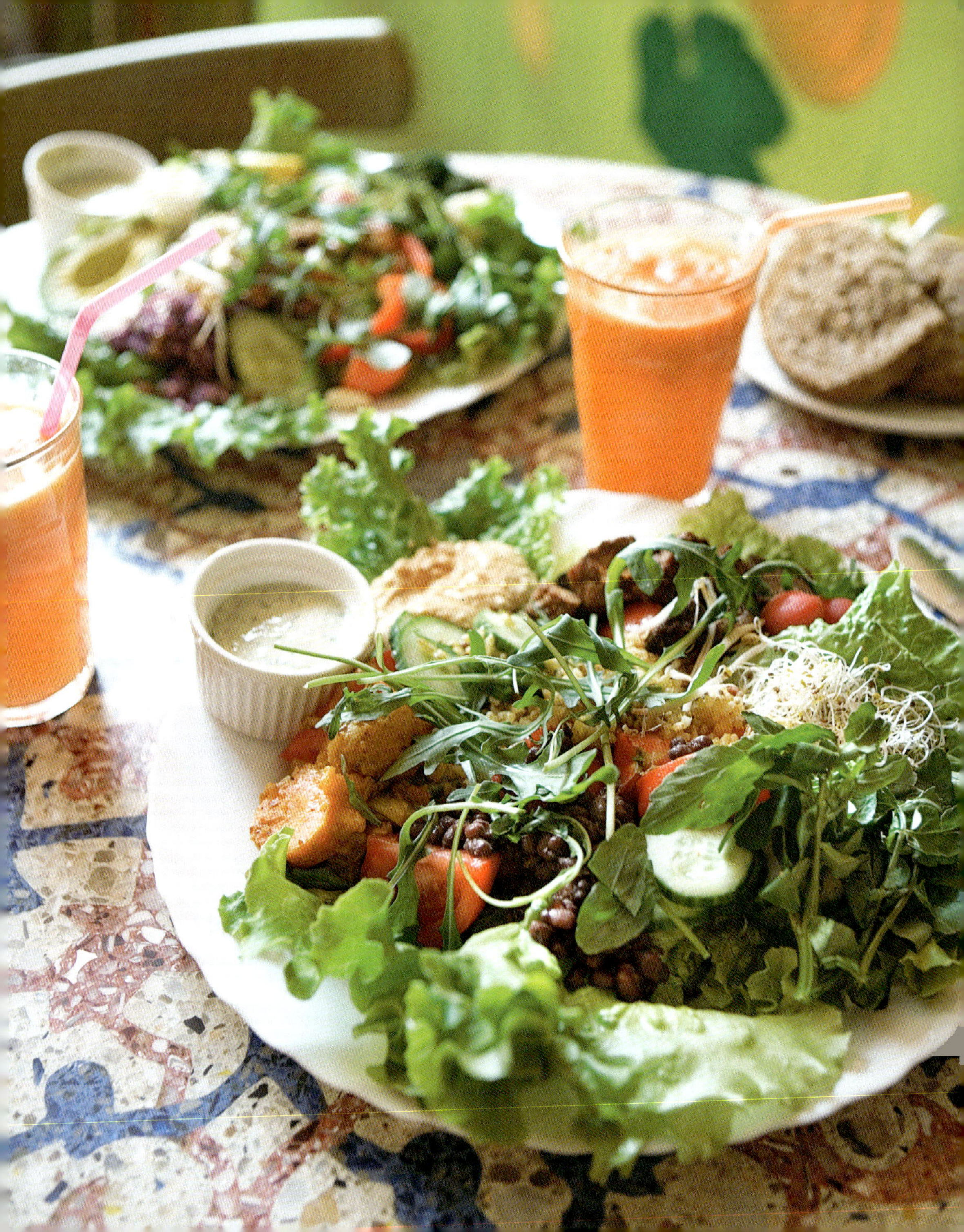

RICHTIG ESSEN MIT DER ANTI-ALZHEIMER-FORMEL

IM VORHERGEHENDEN KAPITEL HABEN SIE ERFAHREN, WIE SIE MIT RELATIV EINFACHEN MITTELN IHR GEHIRN BESSER MIT NÄHRSTOFFEN VERSORGEN KÖNNEN. IM FOLGENDEN WOLLEN WIR DIESE MÖGLICHKEITEN NÄHER VORSTELLEN.

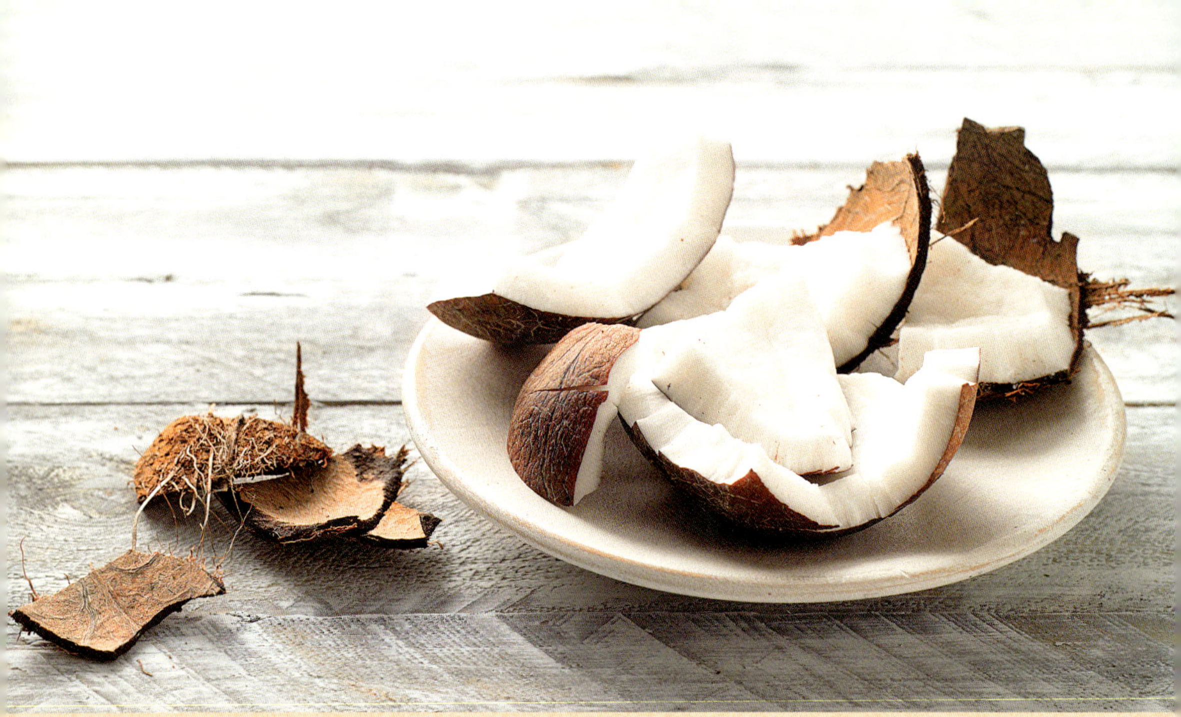

DIE ROLLE DER FETTE UND KOHLENHYDRATE

Wie Sie auf Seite 34 gelesen haben, ist bei Alzheimer die Energieversorgung der Hirnzellen beeinträchtigt. Jemand, der im Anfangsstadium betroffen ist, sollte also Risikofaktoren wie Nikotin, hohen Blutdruck, Alkohol im Übermaß oder Zuckerkrankheit, die den geistigen Verfall beschleunigen, meiden. Das gilt auch für diejenigen, die noch nicht betroffen sind, aber vorbeugen möchten. Wissenschaftler sind sich einig, dass mehrere der genannten Gesundheitsstörungen die Gefahren in die Höhe treiben. In anderen Lebensbereichen verhält es sich ähnlich: Wer schnell fährt, lebt gefährlich. Wer schnell fährt, wenn es regnet, verhält sich sehr gefährlich. Wer schnell fährt, wenn es regnet, und sich nicht anschnallt, riskiert sein Leben. Ein weiterer Risikofaktor – ungesunde Ernährung – findet sich in der medizinischen Forschung dagegen seltener.

Energie liefernde Hauptnährstoffe

Unsere Nahrung enthält drei Klassen von Nährstoffen, aus denen der Körper Energie gewinnen kann: Kohlenhydrate, Eiweiße (Proteine) und Fett.

Kohlenhydrate machen in unserer Ernährung den größten Anteil aus. Jedes Nahrungsmittel, das wenig Fett oder Proteine enthält, wird üblicherweise reich an Kohlenhydraten sein. Dazu gehören Brot, Nudeln, Kuchen und Kekse, aber auch Kartoffeln und Kartoffelprodukte. Fast nur aus Kohlenhydraten bestehen alle Getreideprodukte und Reis. Daneben sind sie auch in vielen Fertignahrungsmitteln enthalten, natürlich in Süßigkeiten und in großem Umfang in gesüßten Getränken. Der hohe Anteil von Kohlenhydraten in unserer Nahrung wird heute mit einer Vielzahl von Stoffwechselerkrankungen wie Diabetes oder Arteriosklerose in Verbindung gebracht.

Proteine oder Eiweiße sind wichtige Nahrungsbestandteile. Wir brauchen sie, um unsere Körpergewebe zu erneuern, unser Immunsystem fit zu halten, wichtige Hormone und Enzyme sowie Muskelfasern herzustellen. Protein ist in Fleisch, Fisch und Milchprodukten, aber auch in Nüssen, Bohnen und anderen Hülsenfrüchten sowie in geringerem Umfang auch in Gemüse enthalten.

Fette sind die energiereichsten Nahrungsbestandteile. Es gibt viele verschiedene Nahrungsfette. Sie unterscheiden sich in ihrer chemischen Struktur, ihrer Wirkung in unserem Stoffwechsel und damit auch hinsichtlich ihrer gesundheitlichen Bedeutung für den Körper.

Fett ist nicht gleich Fett

Fette, chemisch Triglyceride, spielen eine wichtige Rolle in unserer Ernährung. Wir benötigen sie als Energielieferant, aber auch weil sie Bausteine für biologische Strukturen wie zum Beispiel Zellmembranen bereitstellen. Doch die Fette differieren stark hinsichtlich der in ihnen enthaltenen Fettsäuren. Diese wiederum unterscheiden sich durch die Anzahl der Kohlenstoffatome und durch die Art der Bindungen zwischen diesen Kohlenstoffen.

Zum einen unterscheidet man die Fette nach der Länge der Fettsäuren; es gibt kurzkettige, mittelkettige und langkettige Fettsäuren. Die mittelkettigen Fettsäuren (chemisch MCT-Fette von Medium Chain Triglyceride) enthalten sechs, acht, zehn oder zwölf Kohlenstoffatome, sie heißen entsprechend Capron-, Capryl-, Caprin- und Laurinsäure. Eine kurzkettige Fettsäure mit vier Kohlenstoffatomen ist die für ihren unangenehmen Geruch bekannte Buttersäure. Wichtige Fettsäuren in unserer Nahrung sind die langkettigen Fettsäuren mit 16 und 18 Kohlenstoffatomen. Dazu gehören die Palmitin-, Stearin-, Öl-, Linol- und Linolensäure.

Neben der Kettenlänge der Fettsäuren unterscheiden sich Fette noch durch die Anzahl an chemischen Doppelbindungen. Fettsäuren mit einer einzigen Doppelbindung sind einfach ungesättigte, solche mit mehreren Doppelbindungen mehrfach ungesättigte Fettsäuren. Sind keine Doppelbindungen vorhanden, spricht man von gesättigten Fettsäuren bzw. gesättigten Fetten.

Fest oder flüssig?

Die Kettenlänge und das Vorhandensein von Doppelbindungen sagen etwas aus über die Konsistenz der Fette. So sind ungesättigte Fette und Fette mit kurz- bis mittelkettigen Fettsäuren bei Zimmertemperatur flüssig (Öle), während gesättigte Fette mit überwiegend langkettigen Fettsäuren bei Zimmertemperatur fest sind. Einige Öle enthalten ungesättigte Fettsäuren, die für unseren Stoffwechsel wichtig sind, insbesondere die Omega-3-Fettsäuren (siehe Info rechts), aber auch die einfach ungesättigte Ölsäure und die doppelt ungesättigte Linolsäure. Fette mit mittelkettigen Fettsäuren sind in Wasser besser löslich als solche mit längerkettigen Fettsäuren, die in Wasser praktisch unlöslich sind. Die bessere Wasserlöslichkeit der mittelkettigen Fette ist für ihre schnelle Verdauung von großer Bedeutung.

Wie Fette verdaut werden

Der weitaus überwiegende Teil der Fette unserer Nahrung besteht aus langkettigen Fett-

MEIN PERSÖNLICHER TIPP

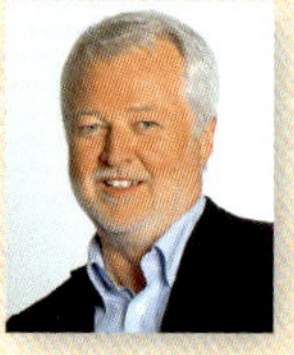

OMEGA-3-FETTSÄUREN FÜRS GEHIRN

Sehr wichtig für die Hirnfunktion sind die Omega-3-Fettsäuren. Bereits im Mutterleib kann eine gute Versorgung des Embryos mit diesen Fettsäuren eine bessere Hirnentwicklung bewirken. Auch beim Erwachsenen verbessern sie offenbar die Gehirnleistung. Omega-3-Fettsäuren tragen dazu bei, dass die Hüllen der Nervenzellen (Myelinscheiden) geschmeidig bleiben. Diese Schicht besteht zu etwa 75 Prozent aus Fett, vor allem aus Omega-3- und Omega-6-Fettsäuren. Übersichtsarbeiten unter anderem von Janssen und Kiliaan von der Radboud Universität, Nijmegen, haben gezeigt, dass Teilnehmer nach regelmäßiger Omega-3-Fettsäuren-Zufuhr geistig reger wurden. Weitere Forschungen weisen darauf hin, dass diese Fettsäuren sogar vor Alzheimer schützen können. Die Verbesserung der Konzentrations-, Denk- und Merkfähigkeit ist eindeutig belegt. Diese Fettsäuren finden sich vor allem in fettem Seefisch wie Lachs oder in Leinöl.

säuren, während kurz- und mittelkettige Fettsäuren darin quantitativ keine große Bedeutung haben. Damit Fettsäuren überhaupt in unserem Körper verwendet werden können, muss das Fett aus der Nahrung zuerst im Magen-Darm-Trakt durch Verdauungsenzyme gespalten werden. Je nach deren Kettenlänge läuft die Verdauung anders ab.

Fette mit langkettigen Fettsäuren werden zuerst durch Gallensalze zu kleinen Fetttröpfchen emulgiert und dann gespalten. Es bilden sich sogenannte Mizellen, die in die Dünndarmschleimhaut aufgenommen werden. Von dort gelangen die langkettigen Fettsäuren überwiegend nicht mit dem Blut, sondern über das Lymphsystem zu ihren Bestimmungsorten: Muskulatur, Leber und Fettgewebe. In diesen Zielgeweben müssen die langkettigen Fettsäuren allerdings zuerst in die Zellen aufgenommen und dann mit einem spezifischen Transportprozess in die Mitochondrien gebracht werden, denn dort findet der Abbau der Fettsäuren zur Energiegewinnung statt. Für diesen Transport benötigt unser Körper Carnitin, eine Substanz, die wir insbesondere aus dem Fleisch unserer Nahrung erhalten.

Fette mit mittelkettigen Fettsäuren (MCT-Fette) können im Gegensatz zu unseren üblichen Nahrungsfetten zum Teil bereits im Magen gespalten werden. Die dabei freigesetzten Fettsäuren können dann im Dünndarm direkt in die Darmschleimhaut aufgenommen und von dort ans Blut abgegeben werden. Milchfett enthält ca. zehn Prozent mittelkettige Fettsäuren, deshalb wird Butter leichter verdaut als andere bei uns übliche Nahrungsfette wie zum Beispiel Margarine. Für mittelkettige Fettsäuren ist also kein spezielles Transportvehikel nötig. Insgesamt gesehen läuft der Umsatz von mittelkettigen Fettsäuren in der Leber und damit die Energiebereitstellung wesentlich schneller ab als bei langkettigen Fettsäuren. Die schnelle Bereitstellung von Energie ist auch der Grund, warum MCT-Fette im Sportbereich angewendet werden.

Kokosfett – das besondere Fett

Diesen Vorteil der schnellen Energiebereitstellung nutzen wir aber kaum, denn in unserer Ernährung spielen MCT-Fette – abgesehen von Milchfett – nur eine untergeordnete Rolle. So beträgt in Butter der MCT-Fettanteil ca. zehn Prozent, wobei Laurinsäure etwa die Hälfte ausmacht. Die Ausnahme bildet allerdings die Muttermilch. Es ist auffallend, dass Muttermilch relativ viel MCT-Fette enthält. Bis zu 15 Prozent der Fettsäuren in Muttermilch gehören zu dieser Gruppe, wobei die Laurinsäure den größten Anteil ausmacht.

Es wäre allerdings ein Leichtes, mehr MCT-Fette in den Speiseplan einzubauen, nämlich mit Kokosfett. Es gehört zu den gesättigten Fetten, denn über 90 Prozent seiner Fettsäuren sind gesättigt. Etwa 60 Prozent davon sind mittelkettige Fettsäuren (MCT). Mit rund der Hälfte ist die Laurinsäure besonders stark vertreten. Außer Kokosfett hat nur noch Palmkernöl (nicht zu verwechseln mit Palmöl, das aus dem Fruchtfleisch und nicht dem Kern der Palmfrüchte gewonnen wird und keine MCT-Fette enthält) einen vergleichbar hohen Anteil von MCT-Fetten, allerdings ist Palmkernöl bei uns oft nur schwer erhältlich.

Eine hohe Zufuhr von MCT-Fetten ist deshalb nur durch die Verwendung von Kokosfett möglich. Ebenfalls verfügbar sind spezielle MCT-Öle und MCT-Margarinen, welche die isolierten MCT-Fette insbesondere mit einer Kettenlänge von acht und zehn Kohlenstoffatomen aus Kokos- oder Palmkernöl enthalten. In der Medizin werden diese Produkte als diätetische Lebensmittel bei spezifischen Erkrankungen, etwa bei Patienten mit Epilepsie oder bestimmten angeborenen Enzymdefekten, seit vielen Jahren eingesetzt ▸ **siehe Seite 36**.

TIPP

BEIM KAUF VON KOKOSFETT AUF BIO ACHTEN!

Kokosfett enthält nur geringe Mengen ungesättigter Fettsäuren, die oxidiert werden können, und ist deshalb gut haltbar. Um seine Haltbarkeit noch zu erhöhen, wird es leider zum Teil künstlich gehärtet, wobei schädliche Transfettsäuren entstehen können. Achten Sie deshalb beim Einkauf auf ungehärtetes, natürliches Kokosfett möglichst aus biologischen Quellen. In Bioläden, Reformhäusern etc. ist dieses Kokosfett leicht erhältlich.

Gesundes Fett mit negativem Image

Obwohl Kokosfett den beschriebenen positiven Einfluss hat und früher auch häufiger eingesetzt wurde, ist es derzeit aus den Regalen in den Supermärkten fast verschwunden. In den vergangenen Jahrzehnten hat sich in der Medizin generell die Meinung verbreitet, dass gesättigte Fette in der Nahrung einen Risikofaktor darstellen. Diese Ansicht basiert auf Untersuchungen aus den 1950er-Jahren, in denen ein hoher Verzehr dieser Fette mit einem erhöhten Risiko insbesondere für Herzinfarkt in Verbindung gebracht wurde. Gerade in den letzten Jahren hat sich aber herausgestellt, dass diese Meinung auf einer Fehlinterpretation der verfügbaren Daten beruhte und die negativen Effekte vorwiegend auf die sogenannten Transfette ▸ **siehe Seite 51** zurückzuführen sind, wie in umfangreichen Übersichtsarbeiten unter anderem von dem bekannten Ernährungsforscher Prof. Walter Willett an der Harvard Universität beschrieben wurde.

GEHÄRTETE FETTE MACHEN KRANK

Wie auf Seite 48 erwähnt, enthalten gesättigte Fettsäuren keine Doppelbindungen und sind bei Zimmertemperatur fest. Dagegen sind die in ungesättigten Fettsäuren enthaltenen Doppelbindungen dafür verantwortlich, dass solche Fette bei Raumtemperatur überwiegend flüssig sind (Öle). Entfernt man nun chemisch oder durch starkes Erhitzen die Doppelbindungen, sind diese Fette bei Raumtemperatur fest, ein Prozess, der deshalb Fetthärtung genannt wird. Fetthärtung ist industriell wichtig, um die Haltbarkeit von Lebensmitteln zu verlängern. Das hängt damit zusammen, dass Doppelbindungen chemisch gesehen instabil sind und bei Anwesenheit von Luftsauerstoff reagieren (oxidieren). Enthalten Lebensmittel größere Mengen ungesättigter Fette, können nach und nach bei der Oxidation durch Kontakt mit Sauerstoff Substanzen entstehen, die zusammen mit anderen Abbauprodukten den unangenehmen ranzigen Geschmack ausmachen. Dies ist die Ursache, warum selbst gebackene Weihnachtskekse nach längerer Zeit oft nicht mehr schmecken. In industriell gefertigten Lebensmitteln, die lange haltbar sein müssen, etwa Keksen, wird nur gehärtetes Fett verwendet. Dieses Fett kann nicht ranzig werden.

Beim industriellen Prozess der Fetthärtung entstehen jedoch durch hitzebedingte Umlagerungen an der Doppelbindung als Begleitprodukte sogenannte Transfettsäuren. Es hat sich nun gezeigt, dass gerade der Verzehr dieser Transfettsäuren verantwortlich ist für ein erhöhtes Risiko für Herz-Kreislauf-Erkrankungen. Bei der eingangs erwähnten Risikobetrachtung hat man allerdings nicht zwischen der Zufuhr von gesättigten Fetten und Transfettsäuren unterschieden, sondern hat das gesundheitliche Risiko allgemein auf gesättigte Fette und nicht allein auf die Transfettsäuren übertragen.

In der Ernährung der Industrienationen ist die Verwendung von gehärteten Fetten inzwischen leider üblich. Der Anteil von gehärtetem Kokosfett in unserer Nahrung macht dabei allerdings nur wenige Prozent aus. Es ist deshalb wissenschaftlich nicht gerechtfertigt, gerade dieses Fett mit einem erhöhten Vorkommen von Herzkrankheiten in Verbindung zu bringen. Wie Prof. Dayrit von den Philippinen bereits 2003 in einer aufschlussreichen Untersuchung feststellte, fanden sich auch in sehr großen Bevölkerungsstudien keine Zusammenhänge zwischen hohem Kokosfettkonsum und Herzkrankheiten. Im Gegenteil – er berichtete, dass in Ländern wie den Philippinen, Indonesien, Neuguinea oder Sri Lanka, in denen seit Langem zwischen 15 und 60 Prozent der täglichen Kalorien mit Kokosnussprodukten und Kokosfett konsumiert werden, das Risiko für Herz-Kreislauf-Krankheiten sogar deutlich geringer ist als bei uns. In den vergangenen Jahren verdrängte jedoch in diesen Ländern billiges anderes Hartfett das

Kokosfett aus der Ernährung. Im gleichen Umfang stieg die Todesrate aufgrund von Herz-Kreislauf-Erkrankungen.

Gesättigte Fette und Cholesterin

Ein Grund für das schlechte Image gesättigter Fette ist ihre Eigenschaft, den Cholesteringehalt im Blut zu erhöhen. Cholesterin ist ein wichtiger Bestandteil des Nervengewebes und von Zellmembranen. Dort ist es entscheidend an der Verschiebbarkeit wichtiger Strukturen beteiligt. Allgemein wird ein sehr hoher Cholesteringehalt im Blut mit einem erhöhten Risiko für Herzinfarkt in Verbindung gebracht. Entgegen einer weitverbreiteten Ansicht hängt der Cholesteringehalt im Blut jedoch nur unwesentlich von der Menge Cholesterin ab, die wir mit der Nahrung zu uns nehmen. Denn Cholesterin wird im Körper in der Leber gebildet.

INFO

KOKOSFETT HILFT BEIM ABNEHMEN

Üblicherweise wird Fett gespeichert, das nicht direkt der Energiegewinnung dient. Mittelkettige Fette werden jedoch direkt in der Leber verstoffwechselt und stehen somit nicht zur Speicherung zur Verfügung. Deshalb finden mittelkettige Fette in Diäten zur Gewichtsabnahme Verwendung.

Für seine vielfältigen Aufgaben im Körper wird Cholesterin im Blut an bestimmte Proteine gebunden transportiert: an LDL (low-density lipoprotein) und HDL (high-density lipoprotein). Nur ein hoher LDL-Cholesteringehalt im Blut erhöht das Risiko für Arteriosklerose, da es zu Cholesterinablagerungen an den Gefäßwänden kommen kann. Das HDL transportiert Cholesterin zur Leber, wo es abgebaut wird; es heißt auch »gutes« Cholesterin, da es in hoher Konzentration eher einen Schutzfaktor vor Arteriosklerose darstellt. Auch Kokosfett erhöht den Cholesteringehalt im Blut. Allerdings ist davon insbesondere das HDL-Cholesterin betroffen. Dadurch verbessert sich beim Verzehr von Kokosfett insgesamt sogar das Verhältnis von gutem HDL-Cholesterin zu schlechtem LDL-Cholesterin.

Cholesterin für das Gehirn

Obwohl das Gehirn nur etwa drei bis fünf Prozent der Gesamtkörpermasse ausmacht, enthält es 25 Prozent des im Körper vorkommenden Cholesterins. Cholesterin wird überall im Gehirn als essenzieller Bestandteil der Zellmembranen benötigt. Darüber hinaus unterstützt es die Bildung und Funktion der Synapsen und stabilisiert und isoliert Nervenfasern. Ein hoher Cholesteringehalt kann zwar ein Risikofaktor bezüglich Arterienverkalkung sein, stellt aber auch einen Schutzfaktor bei Demenzerkrankungen dar. Letzteres erbrachten Übersichtsarbeiten der Doktoren Seneff vom renommierten MIT in Cambridge, USA, Wainwright, England, und Mascitelli, Italien: Verschiedene Untersuchungen konnten nachweisen, dass das Gehirn von Alzheimer-Patienten im Vergleich zu dem von an anderen Krankheiten Verstorbenen weniger Cholesterin aufwies. Zusätzlich stellte man fest, dass bei Patienten kurz vor Ausbruch der ersten Alzheimer-Symptome der Cholesteringehalt im Blut abgenommen hatte.

Ebenso ist inzwischen gezeigt worden, dass hohe Cholesterinwerte mit einer erhöhten Langlebigkeit von Personen über 85 Jahren verbunden sind. Wenn auch die Ursache unbekannt ist, so lässt das doch den Schluss zu, dass ein hoher Cholesteringehalt kein wesentlicher Risikofaktor zumindest in hohem Alter sein kann. Ein hoher Cholesterinstatus ging auch mit besseren Gedächtnisfunktionen und geringeren Demenzraten einher.

Die Theorie, dass Herzerkrankungen auf einen hohen Cholesteringehalt im Blut zurückzuführen sind, ließ die Verwendung von Cholesterin senkenden Medikamenten stark ansteigen. Aus groß angelegten Untersuchungen mit vielen Patienten gewinnt man allerdings allmählich die Erkenntnis, dass der positive Effekt dieser Arzneimittel, insbesondere der Statine, bei Patienten, die nicht bereits an Herzerkrankungen leiden, gering ist und oft überbewertet wird. Dennoch nimmt rund ein Viertel der über 50-Jährigen gegenwärtig solche Statine ein, zum Teil allein wegen eines erhöhten Cholesteringehalts im Blut. Nebenwirkungen dieser Medikamente sind nicht selten – bis zu 20 Prozent der Anwender klagen darüber – und sie betreffen auch neurologische Probleme. Bei Alzheimer-Patienten führte allein das Weglassen der vorher eingenommenen Statine zu einer Verbesserung der Demenz. Nicht vergessen werden sollte, dass Statine auch die körpereigene Bildung von Coenzym Q_{10} hemmen. Gerade im Alter, wenn die Bildung dieses Kofaktors im Körper sowieso abnimmt, kann das zu einer wesentlichen Verschlechterung des Energiestoffwechsels führen, da Coenzym Q_{10} essenziell ist für die Bildung des zellulären Brennstoffs ATP ▸ **siehe Seite 29**. Eine schlechte Energieproduktion wird dann natürlich auch die Funktion des Gehirns beeinträchtigen.

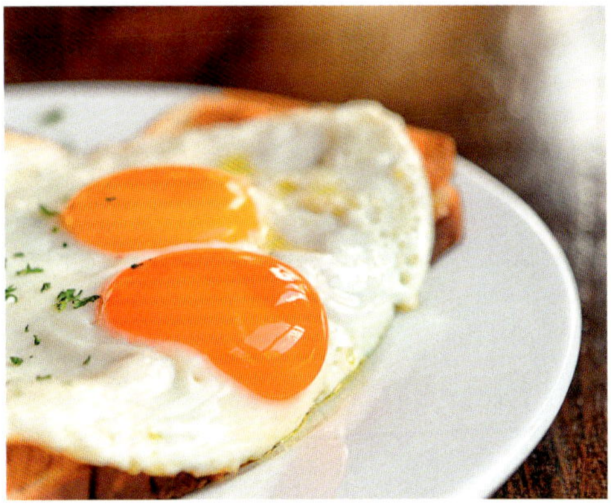

Cholesterin, zum Beispiel enthalten in Eiern, ist ein wichtiger Bestandteil des Nervengewebes.

Alzheimer und Kohlenhydrate

Immer noch wird im Ernährungsbereich die Meinung vertreten, dass ein großer Anteil von Kohlenhydraten in der Nahrung essenziell für eine gute Gesundheit sei. Diese Meinung entstand unter anderem, weil das Gehirn ausreichend Glukose benötigt. Es stimmt zwar, dass das Gehirn von Kohlenhydraten abhängig ist, aber nur, wenn viel Zucker und andere Kohlenhydrate gegessen werden. Nimmt man weniger als 50 Gramm Kohlenhydrate pro Tag zu sich, passt sich auch das Gehirn an und verwertet andere Brennstoffe. So ist es dem Gehirn nach einiger Zeit möglich, mit 40 Gramm statt mit 120 Gramm Glukose pro Tag auszukommen. Der weiterhin bestehende Energiebedarf wird dann zu mehr als der Hälfte durch Ketonkörper gedeckt ▸ **siehe Seite 36.**
Kohlenhydrate liefern schnell Energie. Einfache Kohlenhydrate aus Zucker und Stärke sind hauptsächlich in Weißmehlprodukten sowie in Haushaltszucker zu finden. Unser Darm verfügt über sehr effiziente Mechanismen, diese Kohlenhydrate äußerst schnell aus den verzehrten Lebensmitteln herauszufiltern und ins Blut abzugeben. Essen wir viel von diesen Kohlenhydraten, so steigt der Blutzuckerspiegel schnell an (chemisch handelt es sich beim Blutzucker um Glukose, also Traubenzucker). Und das führt, wie Sie bereits wissen, zu einer erhöhten Insulinausschüttung. Das Hormon Insulin ermöglicht es dann insbesondere Muskelzellen, diese Glukose rasch aufzunehmen. Anschließend wird die Glukose bevorzugt herangezogen, um die Zellen mit Energie zu versorgen. Sie wird beispielsweise bei jeder Muskelbewegung zuerst verbrannt. Ein schneller Anstieg des Blutzuckers ist somit ein starkes Signal für eine rasche Insulinfreisetzung. Langfristig erschöpfen dann jedoch die Zellen, die Insulin herstellen, wodurch ein Insulinmangel entsteht – Zeichen der Zuckerkrankheit (Diabetes Typ 2).
Durch die schnelle Aufnahme von Glukose aus dem Blut in die Muskelzellen sinkt der Blutzuckerspiegel: Sein schneller Abfall stellt für uns aber ein starkes Hungersignal dar. Oft entsteht dann ein Hungergefühl, obwohl der Körper eigentlich genügend Nährstoffe aufgenommen hat, und als Folge wird dann wieder zu Süßigkeiten gegriffen.

Gute und schlechte Kohlenhydrate

Wie hoch der Blutzucker nach einer Mahlzeit ansteigt, beschreibt der Glykämische Index (GI), ein Maß für die Qualität der verzehrten Kohlenhydrate. Lebensmittel, die den Blutzuckerspiegel stark ansteigen lassen, besitzen einen hohen GI, wie zum Beispiel Weißbrot, Kartoffeln, Zucker oder zuckerreiches Obst. Umgekehrt beeinflussen Lebensmittel mit einem niedrigen GI den Blutzuckerspiegel kaum, etwa Bohnen, Fleisch oder Gemüse. Lebensmittel mit einem nied-

rigen GI wie zum Beispiel Vollkornbrot, -nudeln, Hülsenfrüchte, frisches Gemüse und viele Obstsorten sind zusätzlich meist ballaststoffreich und haben dadurch auch einen hohen Sättigungsgrad.
Viele Untersuchungen, wie die bereits erwähnte Übersichtsarbeit von Seneff und Koautoren, stellen einen Zusammenhang zwischen Demenzerkrankungen und Kohlenhydraten mit hohem GI her. Generell konnte gezeigt werden, dass das Risiko für Demenz bei Studienteilnehmern erhöht war, die sich übermäßig mit Kohlenhydraten mit hohem GI ernährten. Dagegen war ein hoher Fett- und Eiweißgehalt der Nahrung mit geringerem Risiko verbunden, eine Demenz zu entwickeln.

Die ideale Ernährung: kohlenhydratarm

Viele Wissenschaftler vertreten deshalb inzwischen die Meinung, dass eine ideale Ernährung eine kohlenhydratarme Ernährung ist. Dies entspricht auch wesentlich besser unserer genetischen Ausprägung. Kohlenhydratreiche Nahrungsmittel mit hohem GI haben erst sehr spät im Verlauf der Evolution – nämlich nach Entwicklung der Landwirtschaft – Eingang in unsere Ernährung gefunden. Die Nahrung voragrarischer Kulturen ist kohlenhydratarm gewesen, und daran ist unser Stoffwechsel angepasst. Auch für uns wäre eine Verminderung der Kohlenhydratzufuhr sicherlich günstig. Natürlich muss weiterhin der Energiebedarf gedeckt werden, was aber durch die Zufuhr gesunder, natürlicher, nicht chemisch verarbeiteter Fette möglich ist.
Insgesamt muss man bei der täglichen Nahrung darauf achten, dass die Gesamtaufnahme an Kalorien relativ konstant bleibt. Ist der Anteil von Kohlenhydraten in der Nahrung hoch, so wird automatisch weniger Fett und Eiweiß gegessen. Fett wird im Gehirn jedoch unbedingt – insbesondere zur Strukturerhaltung – gebraucht, und Eiweiß liefert die Aminosäuren, aus denen in unserem Nervensystem die wichtigen Überträgerstoffe hergestellt werden. Wenn im umgekehrten Fall der Kohlenhydratanteil in der Nahrung reduziert wird, erhöht sich automatisch die Zufuhr von Fett und Eiweiß, die adäquate Versorgung des Gehirns ist dann eher gewährleistet. Bevölkerungsstudien zeigten, dass die höchsten kognitiven Fähigkeiten bei den Teilnehmern zu verzeichnen waren, deren Blutzucker optimal reguliert war (Roberts et al. von der Mayo Klinik, Rochester, USA, 2012). Teilnehmer mit hohem Fettgehalt in der Nahrung hatten im Gegensatz zu Teilnehmern mit hohem Kohlenhydratanteil eine bessere Auffassungsgabe, Lernfähigkeit und Gedächtnisleistung. Eine Reduzierung der Kohlenhydrate, vor allem mit hohem GI, vermindert somit über verschiedene Mechanismen das Risiko der Demenzentstehung und ist auch bei bereits bestehenden Demenzerkrankungen empfehlenswert.

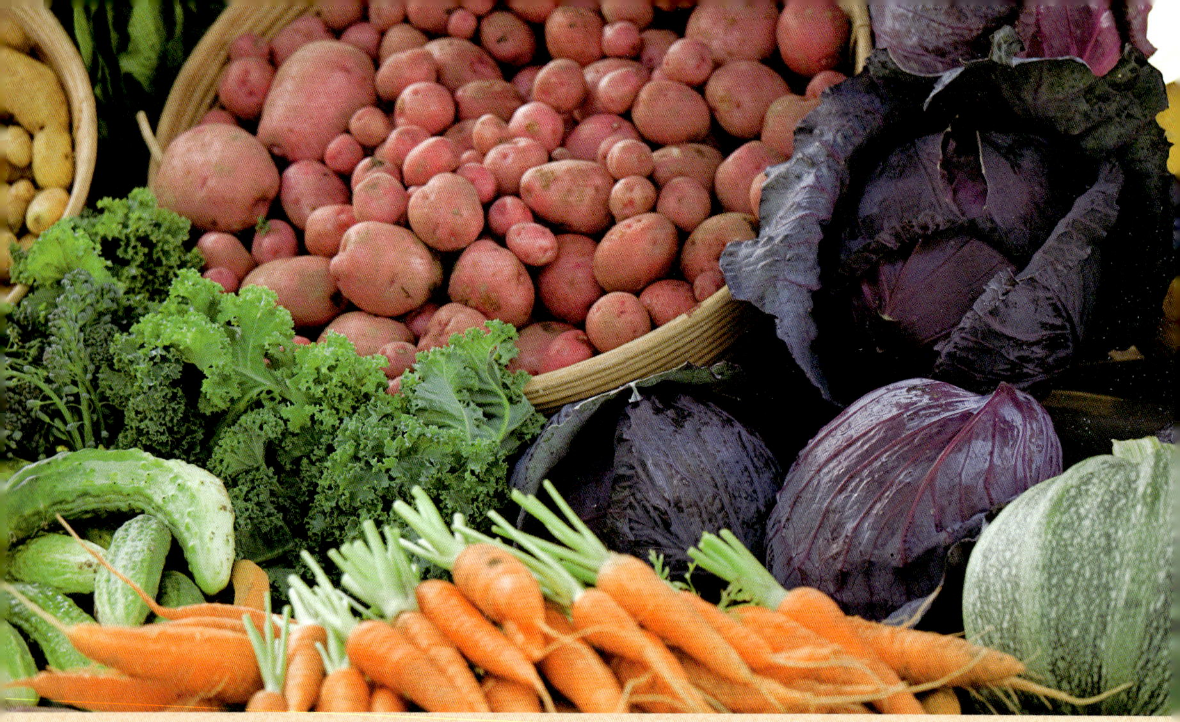

NÄHRSTOFFE RICHTIG KOMBINIEREN

Die Gesunderhaltung unserer Hirnfunktion sollte es uns wert sein, einige Änderungen in unserem Speiseplan zu akzeptieren. Wie beschrieben ist es möglich, durch den Einbau von Kokosfett in die Nahrung dem Gehirn einen alternativen Brennstoff zur Verfügung zu stellen. Ein gut mit Energie versorgtes Gehirn wird auch langfristig besser funktionieren und sogar bei unzureichender Insulinversorgung noch genügend von dem physiologischen Brennstoff ATP ▸ **siehe Seite 29** herstellen. Allerdings müssen wir die mögliche Säurebelastung durch Ketone kompensieren, da sonst langfristig ein Ungleichgewicht im Säure-Basen-Haushalt droht. Auf Seite 40 haben Sie gelesen, welch wichtige Rolle ein ausgeglichener Säure-Basen-Haushalt für die Gesundheit spielt. Ist die Balance gestört, das heißt, ist der Körper übersäuert, kommt es zu Fehlfunktionen.

Basenreich essen für die Gesundheit

Ist Ihr Säure-Basen-Haushalt aus dem Lot, so fühlen Sie sich müde oder angespannt und sind nur wenig belastbar. Gelingt es dem Organismus nicht, das Zuviel an Säuren im Körper auszugleichen, können Stoffwechselabläufe gestört werden. Diese Entwicklung ist fatal. Denn jetzt wird der Austausch von wichtigen Nähr- und Wirkstoffen im Gewebe beeinträchtigt. Auf Dauer können sich Krankheiten einstellen. Bei einer Übersäuerung handelt es sich in der Regel um eine versteckte Symptomatik, die oft lange unbemerkt bleibt. Fehlen dem Organismus auf Dauer die notwendigen Basen, kann Säure im Bindegewebe eingelagert werden und dort die Funktion beeinträchtigen. Diese chronische Übersäuerung fördert die Entstehung und den Verlauf bestimmter stoffwechselbedingter Krankheiten. Dazu gehören Osteoporose (Knochenschwund), chronische Rückenschmerzen, Fibromyalgie, rheumatische Beschwerden, Migräne, Gicht oder Nierensteine. Aber auch bei Neurodermitis, Magen-Darm-Erkrankungen, Herz-Kreislauf-Erkrankungen, Diabetes oder sogar Krebs kann eine lokale Übersäuerung beteiligt sein.

Bei der genauen Einteilung der Lebensmittel in sauer, neutral oder basisch gibt es in der Literatur viele Widersprüche. Häufig wird schlicht nicht unterschieden, ob sich ein Lebensmittel sauer oder basisch auf den Stoffwechsel auswirkt oder ob es nur die Säurebildung im Magen anregt.

Im Magen werden enorme Mengen an Säure hergestellt, die eine wichtige Voraussetzung für eine gesunde Verdauung darstellen. Dabei spielen sie hinsichtlich der Säure-Basen-Balance im Körper überhaupt keine Rolle, da bei ihrer Herstellung immer eine äquivalente Menge an Basen gebildet und ans Blut abgegeben wird. Gelangt die Magensäure dann in den Darm, werden die vorher abgegebenen Basen nun wieder zur Neutralisierung der Magensäure verwendet. Für den Säure-Basen-Haushalt ist dieses System somit neutral.

INFO

SAURER GESCHMACK – TROTZDEM BASISCHE WIRKUNG

Zitronen schmecken zwar sauer, das liegt an den organischen Säuren, insbesondere an der Zitronen- und Ascorbinsäure (Vitamin C). Allerdings enthalten sie in weit größerer Menge Basen. Diese können Sie aber nicht schmecken. Tatsächlich weisen die meisten sauer schmeckenden Lebensmittel einen Basenüberschuss auf und lassen sich deshalb gut in eine entsäuernde Diät integrieren.

Basenbildende Lebensmittel

Als Ergebnis von Untersuchungen insbesondere am Forschungsinstitut für Kinderernährung in Dortmund von den Professoren Manz und Remer in den 1990er-Jahren wurde ein Modell entwickelt, das eine zuverlässige Beurteilung von Lebensmitteln auf der Basis folgender Faktoren zulässt:

- Die Menge an schwefelhaltigen Aminosäuren in einem Lebensmittel
- Die Menge der Basenbildner (organische Anionen), die sich durch den Mineralstoffgehalt errechnen lässt
- Die Resorptionsquote der Mineralstoffe im Darm. Sie berücksichtigt, dass die verschiedenen Bestandteile der Nahrung in unterschiedlichem Umfang aufgenommen werden. So wird zum Beispiel nur ein Drittel des Magnesiums aus den Lebensmitteln resorbiert.

Anhand dieser Faktoren lässt sich der sogenannte PRAL-Wert von Lebensmitteln berechnen. PRAL steht für »potential renal acid load«, das heißt potenzielle Säurebelastung der Nieren. Bei der Angabe des PRAL-Wertes wird die Maßeinheit Milliäquivalent (mÄq) verwendet. Ein mÄq Base (-1 mÄq) kann dabei ein mÄq Säure (+1 mÄq) ausgleichen. Ein negativer PRAL-Wert bedeutet also einen Basenüberschuss. In der hinteren Innenklappe finden Sie die PRAL-Werte vieler Lebensmittel, mit deren Hilfe können Sie abschätzen, wie sich Ihre Ernährung auf den Säure-Basen-Haushalt auswirkt.

Wundern Sie sich nicht, wenn Sie dort die als gesund gepriesenen Vollkornprodukte auf der Säureseite finden. Das liegt an ihrem vergleichsweise hohen Proteingehalt.

Integrieren Sie basenreiche Lebensmittel in Ihren Speiseplan. So verbessern Sie Ihren allgemeinen Gesundheitszustand und auch Ihr Wohlbefinden. Reichlich basenbildende Lebensmittel ▸ **siehe Seite 60** sind eine gute Vorsorge für Ihren Körper, den Einfluss säurelastiger Nahrung auszugleichen, denn schon ab dem 30. Lebensjahr nimmt die Fähigkeit der Nieren ab, einen Überschuss von Säure auszuscheiden.

Experimentellen Untersuchungen von Atwood et al. von der Harvard Medical School, USA, aus dem Jahr 1998 zufolge können Ablagerungen an Nervenbahnen des Gehirns vermehrt auftreten, wenn es an den Nervenzellen zu einer leichten Ansäuerung kommt. Stellen Sie Ihren Speiseplan auf eine basenreiche Ernährung um. So sorgen Sie für die Gesundheit Ihrer Nervenzellen.

Säure-Basen-Balance und Alzheimer

Eine besondere Bedeutung besitzt ein ausgeglichener Säure-Basen-Haushalt möglicherweise auch direkt für die Entstehung von Alzheimer. In den oben erwähnten biochemischen Untersuchungen von Atwood konnte gezeigt werden, dass bestimmte Proteine (Amyloid-Beta), die auch mit der Alzheimer-Krankheit in Verbindung gebracht

werden, besonders dann verstärkt abgelagert werden, wenn es lokal zu einer Übersäuerung kommt. In diesen sogenannten In-vitro-Untersuchungen konnten die Wissenschaftler um Atwood dann zusätzlich nachweisen, dass solche Ablagerungen an Nervenbahnen wieder entfernt werden konnten, wenn die Säurekonzentration an diesen Nerven normalisiert wurde.
Zu diesen Erkenntnissen passt auch der Effekt, der oft beschrieben wird, wenn Basenpräparate eingenommen werden: Als Erstes berichten die Anwender davon, dass es zu einer allgemeinen Befindlichkeitsverbesserung kommt. Man fühlt sich einfach besser. Bisher gibt es leider keine Möglichkeit, direkt die Ablagerungen von Proteinen an Nerven zu messen. Eine Entfernung von Ablagerungen an Nervenbahnen könnte jedoch zu dem positiven Effekt beitragen. Die In-vitro-Untersuchungen und die Erfahrungen von Personen, die eine Entsäuerungstherapie durchführten, lassen solche Effekte als wahrscheinlich erscheinen. Ein gleichzeitiger Ausgleich einer Übersäuerung bei hohem Gehalt von Ketonkörpern im Blut ist somit sicherlich äußerst sinnvoll.

Mineralstoffe fürs Gehirn

In vielen Lebensmitteln steckt neben anderen wertvollen Inhaltsstoffen auch eine geballte Ladung an Mineralstoffen. Wie wichtig sie für unseren Körper sind, konnten Sie

MEIN PERSÖNLICHER TIPP

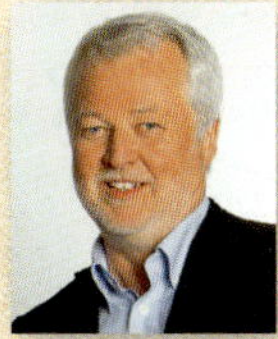

SO KOMMEN SIE MITHILFE VON BASEN INS GLEICHGEWICHT

Tierisches Eiweiß und Getreideprodukte belasten den Körper mit Säure. Frisches Gemüse und Obst hingegen liefern die nötigen Basen in Form von basischen Mineralstoffverbindungen, um die Säuren zu neutralisieren. Um einen Säureüberschuss durch die Nahrung zu vermindern, empfehlen Ärzte nicht selten, weniger säuernde Lebensmittel zu verzehren, gar auf Fleisch und Fisch zu verzichten. Das ist allerdings nicht immer die beste Lösung, da Proteine für unseren Stoffwechsel sehr wichtig sind. Hinsichtlich des Säure-Basen-Haushalts kommt es vielmehr darauf an, dass Sie die mit dem Eiweiß zugeführte Säure – am besten in derselben Mahlzeit oder am selben Tag – mit basenreichen Lebensmitteln wie Gemüse, Salat und Obst ausgleichen. Kombinieren Sie daher in einer Mahlzeit zu säuernden Lebensmitteln immer genügend Basenträger, zum Beispiel sind zu 100 Gramm Fleisch 400 Gramm Gemüse ideal.

BESONDERS BASENREICHE LEBENSMITTEL

Diese Lebensmittel sollten Sie häufig in Ihren Speiseplan integrieren.

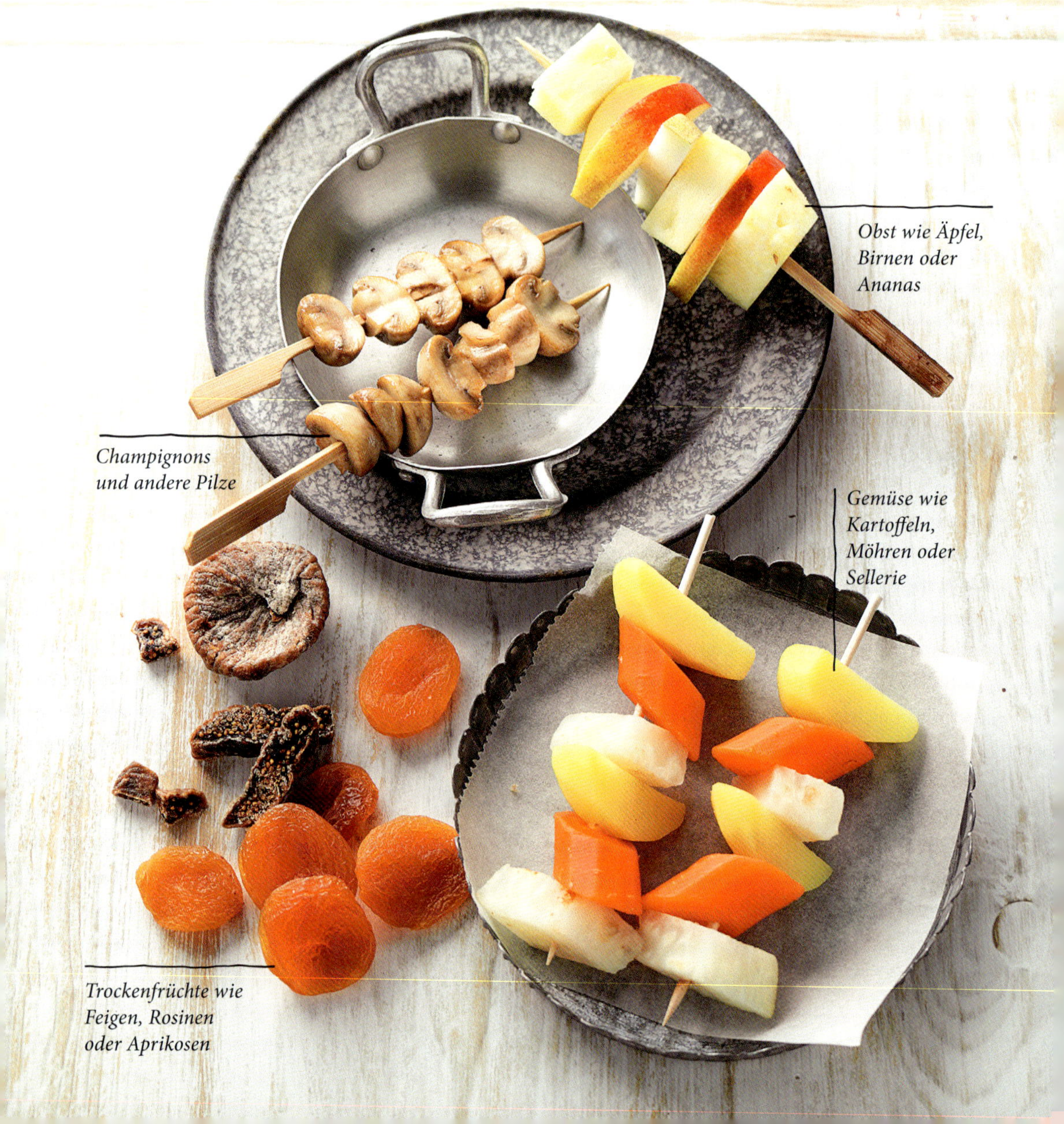
Obst wie Äpfel, Birnen oder Ananas
Champignons und andere Pilze
Gemüse wie Kartoffeln, Möhren oder Sellerie
Trockenfrüchte wie Feigen, Rosinen oder Aprikosen

bereits auf Seite 27 lesen. Damit die Mineralstoffe auch wirklich im Nahrungsmittel erhalten bleiben, ist Schonung bei der Zubereitung angesagt: Sie sollten deshalb Obst, Gemüse und Salat sorgfältig, aber nur kurz waschen, nicht wässern und erst nach dem Waschen zerkleinern. Garen Sie das Gemüse nur kurz in wenig Wasser. Für Suppen können Sie das Kochwasser mitsamt den darin gelösten Mineralstoffen verwenden.

Magnesium – das Mineral fürs Gehirn

Auf Seite 25 werden verschiedene Mineralstoffe genannt. Doch von besonderer Bedeutung ist Magnesium. Es ist Kofaktor praktisch aller Enzyme, die wichtig für den Energiestoffwechsel sind. Ein Mangel macht sich durch eine erhöhte Erregbarkeit des Nervensystems bemerkbar, das heißt, es kommt zu vermehrten spontanen Muskelzuckungen und Verspannungen. Ein deutliches Zeichen einer zu geringen Versorgung mit Magnesium sind Wadenkrämpfe. Eine hohe Magnesiumzufuhr schützt aber auch vor den negativen Auswirkungen von Stress, da Magnesium die Freisetzung von Stresshormonen hemmen kann.

Ganz besonders wichtig ist Magnesium für das zentrale Nervensystem, denn es ist in der Lage, eine Überstimulation bestimmter Rezeptoren im Gehirn zu vermeiden. In erster Linie sind die Glutamatrezeptoren betroffen. Sie spielen unter anderem eine große Rolle bei der Informationsübertragung zwischen den Nervenzellen, für das Erinnerungsvermögen und Lernen. Allerdings kann eine zu hohe Stimulation dieser Rezeptoren durch eine massive Freisetzung des Überträgerstoffes Glutamat zu einer Reizüberflutung der Nervenzelle bis hin zu deren Absterben führen. Normalerweise wird eine solche Überstimulation durch Magnesium verhindert, da es die Rezeptoren blockiert und nur bei sinnvoller Stimulation durchlässig macht. Ist zu wenig Magnesium vorhanden, wird die Erregung der Rezeptoren aber bereits bei geringer Freisetzung von Neurotransmittern maximal ausfallen und kann dann Schäden hervorrufen. Eine ausreichende Magnesiumkonzentration im Zentralnervensystem ist deshalb zum Schutz vor Überstimulation äußerst wichtig. Untersuchungen der Arbeitsgruppe von Prof. Barbagallo aus Sizilien im Jahr 2011 ergaben auch, dass Alzheimer-Patienten besonders niedrige Magnesiumkonzentrationen im Blut aufwiesen.

Neue Untersuchungen aus Australien des PATH through Life Project von Cherbuin et al. (2014) zeigen, dass eine hohe Zufuhr von Magnesium mit der Nahrung mit einem beeindruckend verminderten Risiko einhergeht, eine leichte kognitive Beeinträchtigung bzw. milde Frühform von Demenz zu entwickeln; bei geringer Magnesiumzufuhr war das Demenzrisiko bis zu 15-mal höher. Leider werden gerade bei Magnesium die Zu-

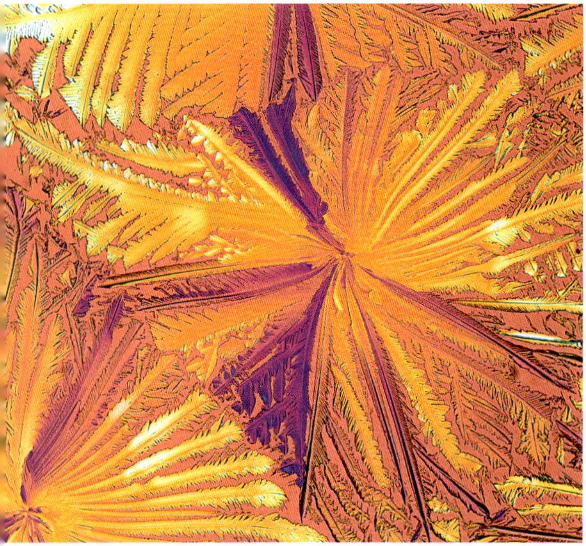

Magnesiumpräparate in Form von Citraten sind für den Körper besonders gut verwertbar.

fuhrempfehlungen trotz Nahrungsvielfalt durch die normale Ernährung oft nicht gedeckt, sodass die Einnahme von Magnesiumpräparaten oft angezeigt ist. Laboruntersuchungen zeigen einen Magnesiummangel leider nicht zuverlässig an; Stressempfindlichkeit, Muskelverspannungen bis hin zu Krämpfen sind ein besserer Indikator. Eine zusätzliche Einnahme von 300 bis 400 Milligramm Magnesium pro Tag kann ohne Risiko auch langfristig vorgenommen werden. Sinnvoll ist dabei die Verwendung von magnesiumcitrathaltigen Präparaten, da Magnesium aus dieser Verbindung besonders gut vom Körper verwertet werden kann.

Aminosäuren – Bausteine für Neurotransmitter

Das Gehirn benötigt auch Eiweiße (Proteine), um gut zu funktionieren. Proteine bestehen aus Aminosäuren, die das Baumaterial für wichtige Nervenbotenstoffe (Neurotransmitter) liefern. Diese wiederum sind für die Konzentrationsfähigkeit und das Gedächtnis unerlässlich. Auch gute Stimmung oder die Fähigkeit zur Kreativität hängen in höchstem Maß von einem ausgewogenen Stoffwechsel der Nervenbotenstoffe ab.
Aminosäuren sind besonders in Käse, Fisch und Fleisch enthalten. Eiweißreiche Lebensmittel sind deshalb für die Versorgung des Gehirns mit Aminosäuren wichtig. Wenn Sie abends eine Portion mit ca. 100 Gramm Protein essen, sorgen Sie dafür, dass nachts ausreichend Serotonin (ein Neurotransmitter, der uns ruhiger und ausgeglichener macht) und Melatonin (eine Substanz, die den Schlaf fördert) gebildet werden.
Für die Umwandlung von Aminosäuren in Botenstoffe mithilfe von Enzymen werden zusätzlich verschiedene Vitamine, Mineralstoffe und Spurenelemente gebraucht. Deshalb sollten alle erforderlichen Mikronährstoffe dem Stoffwechsel in ausgewogener Konzentration zur Verfügung stehen. Wählen Sie nicht immer die gleichen Lebensmittel. Variieren Sie die Auswahl, dann ist die Gefahr gering, dass Sie zu wenige der wichtigen Mikronährstoffe aufnehmen.

GEGEN ALZHEIMER IM ALLTAG

Die Basis der Anti-Alzheimer-Formel ist die Versorgung unserer Nervenzellen mit ausreichend Brennstoff. Vier Maßnahmen sind dabei wichtig.

Eine beeinträchtigte Ausnutzung von Glukose im Gehirn, die langfristig bei Überflutung des Stoffwechsels mit Kohlenhydraten entstehen kann, lässt sich durch Ketonkörper aus Kokosfett kompensieren. Eine gesunde, ausgewogene Ernährung mit reichlich Gemüse und anderen basenbildenden Lebensmitteln ▸ **siehe Seite 57** kann den sauren Effekt der höheren Ketonkonzentration neutralisieren und damit den einzig möglichen negativen Nebeneffekt dieser Ernährungsänderung puffern. Das Vermeiden einer Übersäuerung ist darüber hinaus äußerst wichtig, um den Ablagerungen von Proteinen an den Nervenfasern entgegenzuwirken bzw. um vielleicht sogar bereits vorhandene Ablagerungen wieder zu entfernen. Um den zellulären Energiestoff ATP ▸ **siehe Seite 29** in unseren Mitochondrien produzieren zu können, müssen neben den Ketonkörpern als Brennstoff alle anderen notwendigen Ressourcen bereitgestellt werden.

1. KOKOSFETT ZUFÜHREN

Insgesamt sollte eine Zufuhr von ca. 40 bis 80 Gramm Kokosfett pro Tag angestrebt werden, nur dann entwickeln sich ausreichend hohe Ketonkörper-Konzentrationen im Blut. Allerdings muss man mit der Verwendung von Kokosfett langsam beginnen. Eine zu hohe Anfangsmenge kann zu Verdauungsbeschwerden führen, nach einiger Zeit gewöhnt sich der Körper jedoch an die Kokosfettzufuhr.

2. KOHLENHYDRATE REDUZIEREN

Parallel zur erhöhten Zufuhr von Kokosfett sollten insbesondere weniger Kohlenhydrate gegessen werden. Erfahrungsgemäß ist eine strikt kohlenhydratarme Ernährung nur schwer auf Dauer durchzuführen. Versuchen Sie insbesondere auf Zucker, gesüßte Getränke und Weißmehlprodukte zu verzichten. Vollkornprodukte haben einen niedrigeren GI ▸ **siehe Seite 54** und können gut Produkte, die mit ausgemahlenen Mehlen hergestellt wurden, ersetzen.
Ernährung sollte aber kein Dogma werden. Wenn Sie »Hunger auf Süßes« verspüren, können Sie dem ruhig ab und zu nachgeben. Sie werden aber feststellen, dass sich dieses Verlangen nach einiger Zeit automatisch ab-

schwächt, wenn das Gehirn gut mit Ketonkörpern versorgt wird.

3. ENTSÄUERN DURCH BASENZUFUHR

Ist die Basenversorgung mit Obst und Gemüse nicht ausreichend, stehen fertige Basenmischungen aus der Apotheke zur Verfügung. In diesem Fall sollten Sie aber darauf achten, ein Präparat zu wählen, bei dem die Basen in Form von Citraten zugeführt werden (beispielsweise Basica®). Halten Sie sich dabei an die auf der Packung angegebene Zufuhrempfehlung. Die Citrate entsprechen den Basen, wie sie auch mit basenreichem Gemüse oder Obst zugeführt würden. Im Gegensatz zu Präparaten, die überwiegend auf der Basis von Carbonaten hergestellt sind, wirken sie viel langfristiger im Körper und können so eine Übersäuerung kontinuierlicher ausgleichen.

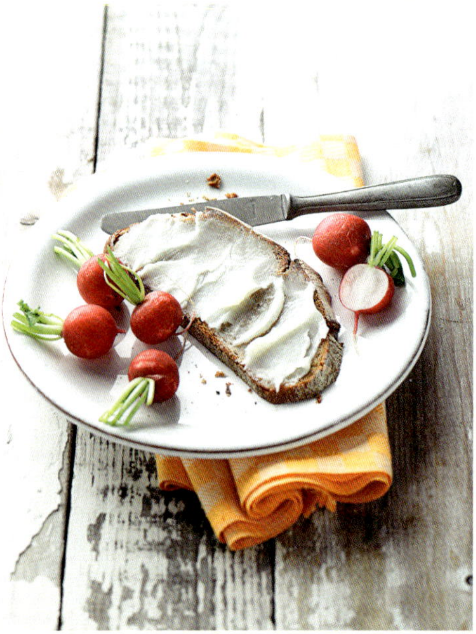

Kokosfett als Brotaufstrich versorgt das Gehirn schon zum Frühstück mit Energie.

4. COENZYM Q_{10} AUFNEHMEN

In geringen Mengen ist Coenzym Q_{10} (zur Funktion von Q_{10} ▸ siehe Seite 38) natürlicherweise in verschiedenen Lebensmitteln enthalten ▸ siehe Seite 65. Mit der üblichen »westlichen Ernährung« werden pro Tag ca. drei bis fünf Milligramm Coenzym Q_{10} mit der Nahrung aufgenommen, von denen aber nur etwa zehn Prozent resorbiert werden und dem Körper zur Verfügung stehen. Der Tagesbedarf von Coenzym Q_{10} liegt jedoch bei ca. 30 Milligramm.

Abhilfe schaffen Nahrungsergänzungsmittel. Coenzym-Q_{10}-Präparate werden in Japan seit mehr als 40 Jahren und in den USA und in Europa seit mehr als 30 Jahren verwendet. Ihre Verträglichkeit ist exzellent, wie eine umfangreiche Bewertung von Hathcock und Shao, USA, 2006 darlegen konnte, in der eine sichere Einnahme von täglich bis zu 1200 Milligramm festgestellt wurde. Parkinson-Patienten bekamen über 16 Monate bis zu 3000 Milligramm Coenzym Q_{10} pro Tag, ohne dass Nebenwirkungen beobachtet wurden. Im Vergleich zu einer Patientengruppe, die Placebos bekam, konnte die Verschlech-

terung des Zustandes der Parkinson-Patienten durch Coenzym Q_{10} nach Shults et al. von der Universität San Diego, USA, 2002 und 2004 deutlich verzögert werden.
Generell gibt es zwei Herstellungsverfahren, das fermentative und das synthetische. Fermentativ wird aus Bakterienkulturen ein Coenzym Q_{10} gewonnen, dessen Struktur dem entspricht, das auch vom menschlichen Körper hergestellt wird (natürliches oder all-trans-Coenzym-Q_{10}). Bei der synthetischen Methode entstehen neben dem natürlichen Coenzym auch solche mit veränderter Struktur (sogenannte cis-Isomere), die in unserem Körper keine entsprechende Wirksamkeit besitzen und hinsichtlich ihrer Toxizität kaum untersucht sind. Wenn Sie also Coenzym Q_{10} zuführen, sollten Sie ein fermentativ hergestelltes Präparat einnehmen. Ihr Apotheker wird Sie beraten. Leider werden Nahrungsergänzungsmittel nur selten von Krankenkassen erstattet. Bei Coenzym-Q_{10}-Mangel, von dem man bei älteren Personen oft ausgehen muss ▸ **siehe Seite 39**, werden ca. 100 Milligramm des Stoffs pro Tag benötigt, um den Mangel auszugleichen.
Die Arbeitsgruppe um Prof. Dallner vom Karolinska Institut in Schweden konnte bereits 1990 zeigen, dass beim Altern insbesondere der Coenzym-Q_{10}-Gehalt im Gehirn abnimmt. Der Abfall der Spiegel des fettlöslichen Coenzym Q_{10} ist vergleichsweise höher als die altersbedingte Abnahme anderer fettlöslicher Substanzen im Gehirn.

MEIN PERSÖNLICHER TIPP

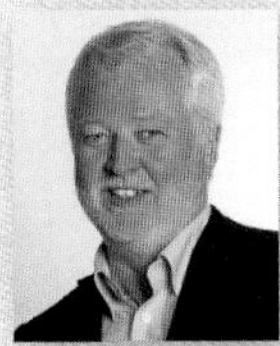

COENZYM Q_{10}

Coenzym Q_{10} ist eine für alle lebenden Zellen essenzielle Substanz, die wir nur in begrenztem Maße mit der Nahrung aufnehmen können. Relativ reichlich ist es in den folgenden Lebensmitteln (bezogen auf 100 g) enthalten:

- Sardinen: 6 mg
- Schweine-/Rindfleisch: 3 mg
- Olivenol: 3 mg
- Geflügel: 2 mg
- Brokkoli: 1 mg

Seit einiger Zeit ist ein einfach einzunehmendes, weil wasserlösliches Coenzym Q_{10} der Firma Uniq1oue verfügbar, das schnell vom Körper verwertet werden kann. Es kann in Getränke eingerührt oder über Speisen gestreut werden, schmeckt sehr gut und kann somit auch bereits Erkrankten einfach zugeführt werden. 30 bis 100 Milligramm pro Tag können auch langfristig eingenommen werden. Da generell im Alter von einem niedrigen Q_{10}-Status ausgegangen werden kann, ist eine Laboruntersuchung des Q_{10}-Gehalts im Blut nicht notwendig.

PILOTSTUDIE

Damit sollte getestet werden, ob sich die schlechte energetische Versorgung der Gehirnzellen bei Alzheimer durch eine Ernährungsumstellung bessern lässt.

Wie ab Seite 35 dargelegt, gelingt eine bessere Energieversorgung der Nervenzellen im Gehirn über Ketonkörper, in der Praxis über Kokosfett. Die Verwendung von Kokosfett in der täglichen Küche, der verbesserte Transport der Energie zur Nervenzelle durch die gleichzeitige Einnahme von Coenzym Q_{10} und das Abfangen der entstehenden schädlichen Säuren durch Verabreichen von Basen eröffnen in der Vorbeugung und Behandlung der Demenz vom Alzheimer-Typ völlig neue Möglichkeiten.

ZIELSETZUNG

Um diese in der Theorie bestechende Behandlungsmöglichkeit bei gleichzeitig hervorragendem Nutzen-Risiko-Profil in der Praxis zu testen, haben wir eine vierwöchige Pilotstudie mit einer Gruppe freiwilliger Probanden durchgeführt. Ziel war es, festzustellen, ob sich durch eine Ernährungsumstellung und die Einnahme von Nahrungsergänzungsmitteln die geistigen Fähigkeiten bei einer leichten Demenz bzw. bei leichten kognitiven Einschränkungen (MCI) verbessern lassen.

MATERIAL UND METHODEN

In einer großen allgemeinmedizinischen Praxis wurden per Aushang Personen gesucht, die bereit waren, an dieser Untersuchung teilzunehmen. Mit den Probanden wurde eine Eingangsuntersuchung, bestehend aus dem Uhren-Test und dem DemTect-Test ▸ **siehe Seite 22** durchgeführt. Ausgeschlossen wurden Personen mit Demenzformen, deren Ursachen arteriosklerotisch, medikamentös oder durch andere Erkrankungen bedingt waren. Verständnisschwierigkeiten, die auf einer Minderung des Hör- oder Sehvermögens oder auf unzureichenden Deutschkenntnissen beruhten, führten ebenfalls zum Ausschluss, um Verfälschungen der Ergebnisse zu vermeiden. Die zwölf geeigneten Probanden erhielten neben einer Kurzfassung der ernährungswissenschaftlichen und medizinischen Grundlagen eine Anleitung zur Verwendung der Produkte. Die erforderlichen Nahrungs- und Nahrungsergänzungsmittel wurden gestellt:

- Brainfood-Produkte (in Entwicklung) der Firma Oekowellness (oekowellness.de)

- »Kokosfett mild« der Firma Rapunzel (rapunzel.de)
- »Basica® Direkt« (basische Mikroperlen) der Firma Protina (basica.de)
- Coenzym Q_{10} Maximum Zell-Granulat der Firma Uniq10ue ▸ **siehe Seite 121**

DURCHFÜHRUNG

Gestartet wurde mit 20 Gramm Kokosfett pro Tag in der normalen Küche, die Menge sollte schrittweise bis auf den Zielwert von 80 Gramm pro Tag gesteigert werden. Diese einschleichende Dosierung ist erforderlich, da manche Menschen auf das anfangs ungewohnte Fett mit weichen Stühlen reagieren. Da Kokosfett erst bei 25 °C flüssig wird, ist es vielseitig verwendbar: als Ersatz für Butter, als Brotaufstrich, in Tomaten- oder Paprika-Relish oder in Suppen. Als Kräuterzubereitung kann es Pesto ersetzen oder als Dip zu Fleisch oder Kartoffeln dienen. Mit dem hitzestabilen Fett kann man auch gut braten. Diese Variabilität in der Anwendung gewährleistet eine ausreichende Zufuhr.
Um der möglichen Übersäuerung durch die entstehenden Ketonkörper entgegenzuwirken, sollte morgens und abends je ein Beutel des Basenpräparats eingenommen werden. Für die optimale Funktion des Energiestoffwechsels in den Zellen war die Einnahme eines Messlöffels Coenzym Q_{10} (entsprechend 0,13 Gramm Granulat bzw. 45 Milligramm Coenzym Q_{10}) erforderlich. Eine gefährdende Überdosierung der verwendeten Produkte war ausgeschlossen, da es sich jeweils um natürliche Bestandteile einer gesunden Ernährung handelt.

AUSWERTUNG

Insgesamt schlossen elf Personen im Alter von 50 bis 76 Jahren (Durchschnittsalter 67,7 Jahre) die Studie ab. Der Abbruch in einem Fall wurde mit dem Geschmack der verwendeten Substanzen begründet. Die erwarteten Veränderungen des Stuhls (siehe links) wurden nicht reklamiert. Direkt im Anschluss an die Anwendungsphase erfolgte die Abschlussuntersuchung mit den auf der linken Seite genannten Tests.

BEWERTUNG

Natürlich ist bei einer Studie dieser Größenordnung aufgrund der kleinen Fallzahl eine statistische Auswertung wenig sinnvoll. Das Ziel einer Pilotstudie ist es, Tendenzen aufzuzeigen und die Brauchbarkeit der Theorie in der Praxis zu überprüfen. Generell haben sich trotz des relativ kurzen Zeitraumes von nur 4 Wochen Verbesserungen der geistigen Leistungsfähigkeit feststellen lassen. Bei 9 Personen konnte eine Verbesserung der Ergebnisse in den Tests festgestellt werden. Nur bei 2 Probanden zeigten sich beide Tests nach 4 Wochen unverändert. Eine Untersuchung mit einer Laufzeit über 3 Monate oder mehr sollte noch deutlichere Veränderungen mit sich bringen. Dies wurde auch von den Probanden geäußert.

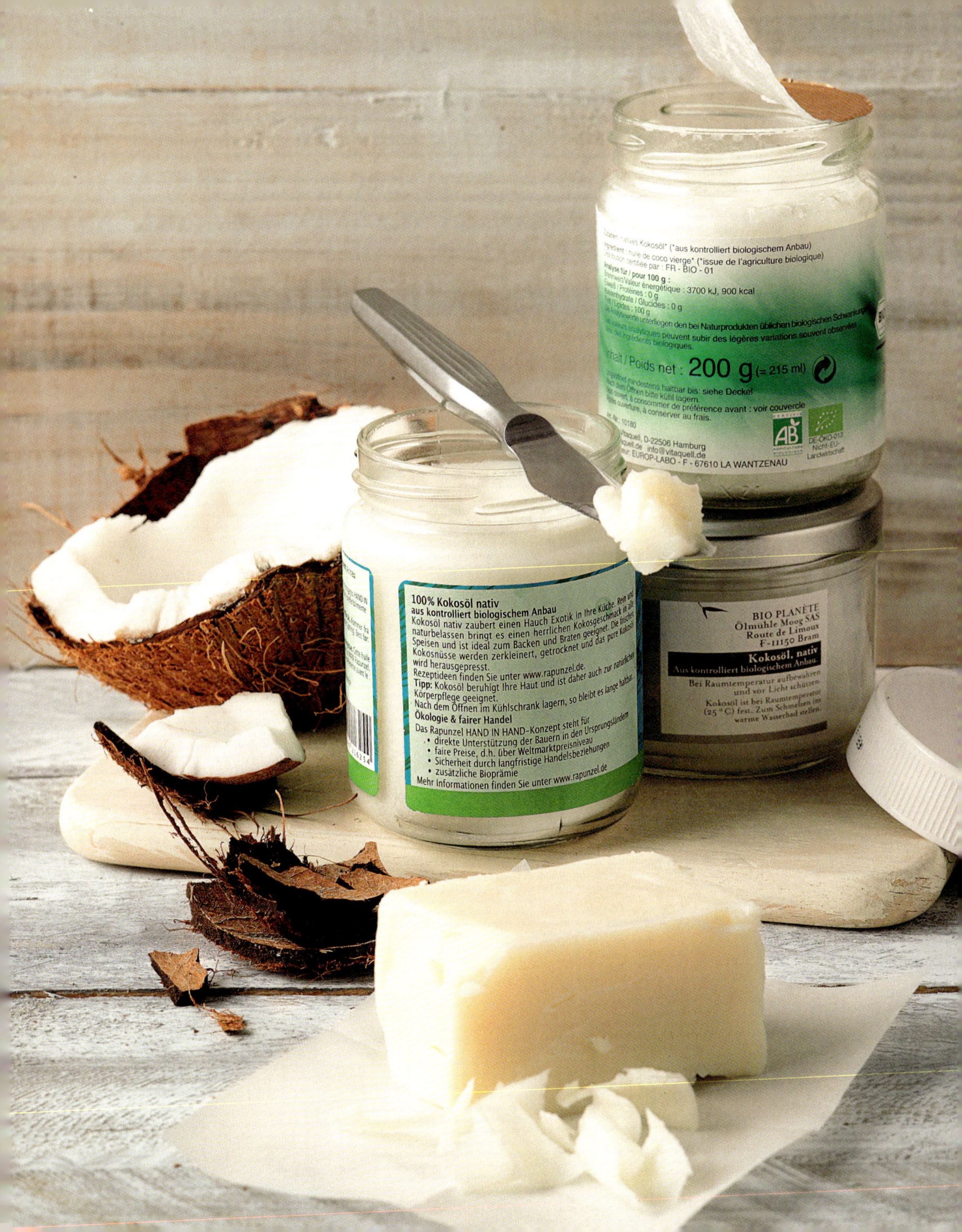

Kokosöl* (*aus kontrolliert biologischem Anbau)
de coco vierge* (*issue de l'agriculture biologique)
certifiée par : FR - BIO - 01
pour 100 g :
Valeur énergétique : 3700 kJ, 900 kcal
Protéines : 0 g
Glucides : 0 g
100 g
unterliegen den bei Naturprodukten üblichen biologischen
peuvent subir des légères variations souvent observées
biologiques.
Poids net : 200 g (= 215 ml)
mindestens haltbar bis: siehe Deckel
Öffnen bitte kühl lagern.
à consommer de préférence avant : voir couvercle
à conserver au frais.
10180
D-22506 Hamburg
info@vitaquell.de
EUROP-LABO - F - 67610 LA WANTZENAU
AB
DE-ÖKO-013
Nicht-EU-
Landwirtschaft
100% Kokosöl nativ
aus kontrolliert biologischem Anbau
Kokosöl nativ zaubert einen Hauch Exotik in Ihre Küche.
naturbelassen bringt es einen herrlichen Kokosgeschmack
Speisen und ist ideal zum Backen und Braten geeignet.
Kokosnüsse werden zerkleinert, getrocknet und das pure
wird herausgepresst.
Rezeptideen finden Sie unter www.rapunzel.de.
Tipp: Kokosöl beruhigt Ihre Haut und ist daher auch zur
Körperpflege geeignet.
Nach dem Öffnen im Kühlschrank lagern, so bleibt es lange haltbar.
Ökologie & fairer Handel
Das Rapunzel HAND IN HAND-Konzept steht für
• direkte Unterstützung der Bauern in den Ursprungsländern
• faire Preise, d.h. über Weltmarktpreisniveau
• Sicherheit durch langfristige Handelsbeziehungen
• zusätzliche Bioprämie
Mehr Informationen finden Sie unter www.rapunzel.de
BIO PLANETE
Ölmuhle Moog SAS
Route de Limoux
F-11150 Bram
Kokosöl, nativ
Aus kontrolliert biologischem Anbau.
Bei Raumtemperatur aufbewahren
und vor Licht schützen.

DIE ANTI-ALZHEIMER-KÜCHE

WIE WICHTIG KOKOSFETT FÜR IHR GEHIRN IST, WISSEN SIE NUN. MACHEN SIE ES DESHALB ZUM AM HÄUFIGSTEN VERWENDETEN FETT IN IHRER KÜCHE. ES LÄSST SICH WUNDERBAR IN VIELE BEKANNTE UND NEUE SPEISEN EINARBEITEN.

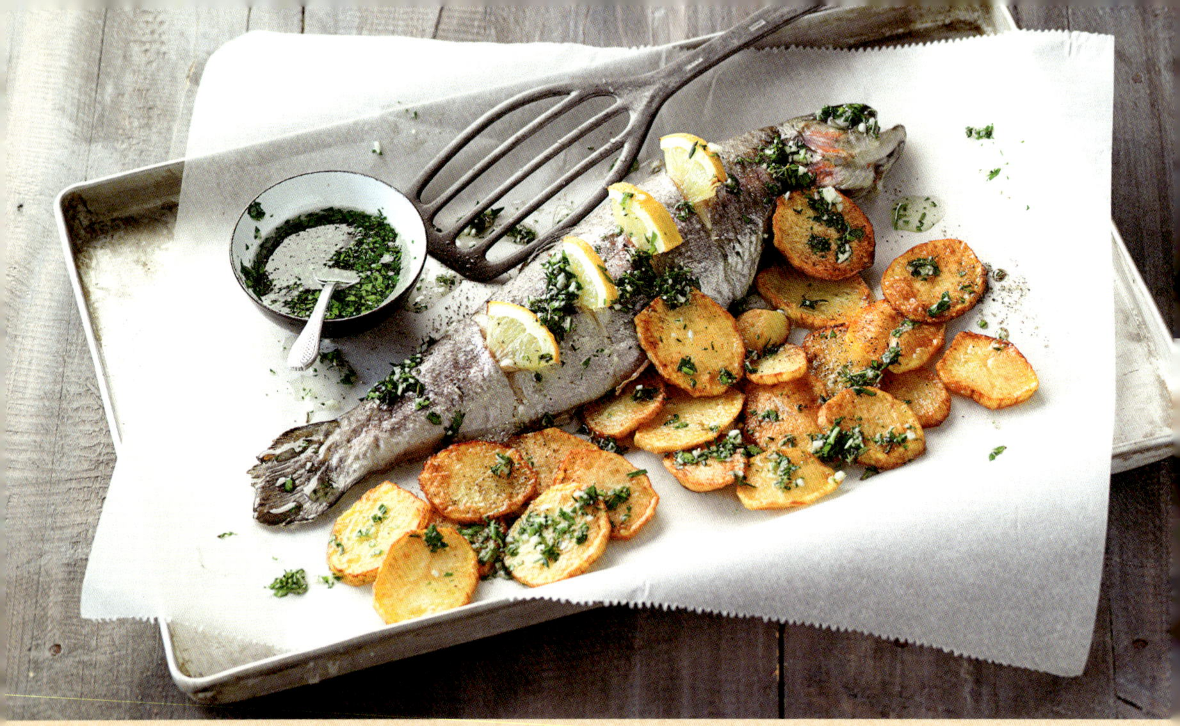

REZEPTE FÜR EIN GUTES GEDÄCHTNIS

In den vorherigen Kapiteln haben Sie erfahren, dass Sie mit relativ einfachen Änderungen der Ernährungsgewohnheiten die Energieversorgung Ihres Gehirns verbessern können, und weiterhin, womit Sie die Ausnutzung der entsprechenden Nährstoffe verbessern können. Im Folgenden stellen wir Ihnen zahlreiche Rezepte vor, mit denen Sie die Zufuhr mittelkettiger Fette in Ihrem täglichen Speiseplan erhöhen können.

Kokosfett in der Küche

Verwenden Sie Kokosfett genauso, wie Sie bisher andere Fette und Öle nutzten. Achten Sie aber darauf, dass Sie es nicht zu lange und zu stark erhitzen, da sich sonst Transfettsäuren ▸ **siehe Seite 51** bilden, die es bitter werden lassen. Kokosfett können Sie auch anstelle von Butter sehr gut auf Ihr Brot streichen. Es ist nahezu geschmacksneutral und lässt sich mit jeder Art von Aufschnitt kombinieren. Vergessen Sie aber nicht, Ihre Ernährungsumstellung wie im Tipp rechts beschrieben langsam zu beginnen, da sich unser Verdauungssystem erst an diese Fette gewöhnen muss. Es ist auch nicht sinnvoll, jegliches Fett durch Kokosfett zu ersetzen, denn wir benötigen noch andere Fette, insbesondere diejenigen mit Omega-3-Fettsäuren, für unsere Gesundheit. Auf Fette wie Sonnenblumenöl oder Margarine können Sie jedoch getrost verzichten.

An die neue Kost gewöhnen

Auch wenn eine Reduzierung von schnell verfügbaren Kohlenhydraten in der Nahrung sinnvoll ist, so würde ein vollständiger Verzicht für viele eine so große Umstellung bedeuten, dass sie eine derartige Diät ablehnen. Tricksen Sie Ihren Stoffwechsel und Ihren Geschmack aus – verwenden Sie zum Beispiel Vollkornmehl und legen Sie Wert auf große Portionen von Gemüse und Salat. Sparen Sie generell bei den sogenannten Sättigungsbeilagen (Brot, Nudeln, Reis, Kartoffeln). Der etwas höhere Fettanteil in der »neuen« Nahrung hat den Vorteil, dass Geschmacksstoffe besser zur Geltung kommen, und mit vielen basischen Kräutern bringen Sie eine große Vielfalt in das Geschmackserleben. Bleiben Sie neugierig und verwenden Sie auch ungewohnte Lebensmittel. Die Abwechslung gewährleistet eine gute Versorgung mit vielen Mikronährstoffen.

MEIN PERSÖNLICHER TIPP

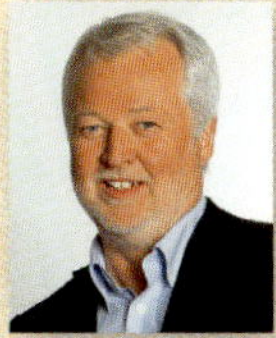

ALLMÄHLICH AUF KOKOSFETT UMSTELLEN

Starten Sie mit ca. 20 Gramm Kokosfett pro Tag. Nach einigen Tagen verdoppeln Sie die Menge, um wiederum nach einigen Tagen eine tägliche Menge von 60 Gramm Kokosfett zu erreichen. Für eine kontinuierliche Versorgung des Gehirns mit Ketonkörpern sollte Kokosfett Bestandteil praktisch jeder Mahlzeit sein. Sie können Kokosfett nicht nur zum Kochen verwenden, sondern auch als Brotaufstrich. Natürliches, biologisches, schonend hergestelltes Kokosfett gibt es in Reformhäusern, Bioläden oder im Internet. Ein Kilogramm kostet ca. 20 Euro. Es schmeckt praktisch nicht nach Kokos und kann deshalb leicht in die tägliche Ernährung integriert werden. Neben Kokosfett enthalten auch Kokosmilch, -raspel, -flocken und -fleisch die wertvollen mittelkettigen Fette, allerdings in geringerer Menge. Zudem ist in Reformhäusern, Apotheken und im Internet MCT-Öl erhältlich, das Sie in Salaten verwenden können. Ein Liter kostet etwa 20 Euro.

DRINKS

Erfrischend fruchtig oder sahnig – selbst Drinks eignen sich als gute Quelle für die ketogene Ernährung des Gehirns.

SOJA-ANANAS-DRINK

100 g Ananasstücke (frisch oder aus der Dose) | 150 ml Sojamilch | 300 ml Ananassaft | 30 g Kokosfett | Eiswürfel

Für 2 Personen | 5 Min. Zubereitung
Pro Portion 264,5 kcal, 3 g P, 16,55 g F, 25,175 g KH

1 Ananas mit Sojamilch, Ananassaft und Kokosfett in ein hohes Gefäß geben.
2 Mit dem Stabmixer auf höchster Stufe fein pürieren. Mit Eiswürfeln in ein Glas geben.

HEIDELBEER-SHAKE

275 g Heidelbeeren (frisch oder tiefgekühlt) | 400 ml Milch (1,5 % Fett) | 20 g gehobelte Mandeln | 10 g Honig | 30 g Kokosfett | 3 – 4 Eiswürfel

Für 2 Personen | 5 Min. Zubereitung
Pro Portion 359,075 kcal, 10,045 g P, 24,125 g F, 22,17 g KH

1 Frische Heidelbeeren waschen, tiefgekühlte Heidelbeeren auftauen lassen.
2 Die Beeren mit der Milch, den Mandeln, dem Honig, Kokosfett und den Eiswürfeln in einen Mixer geben und gründlich pürieren.
3 Die Beerenmilch in Gläser füllen und sofort servieren.

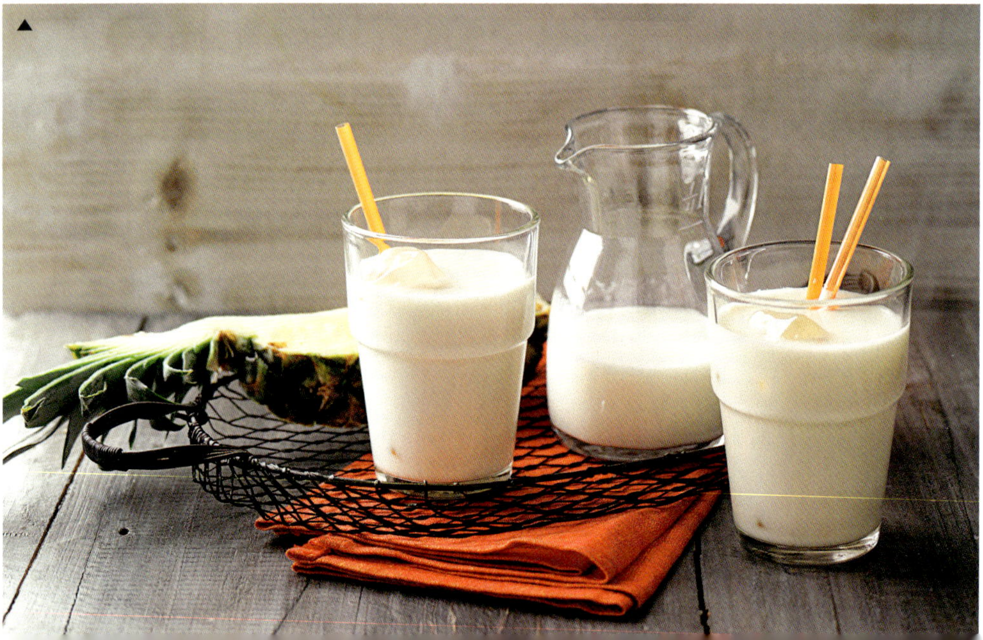

▲

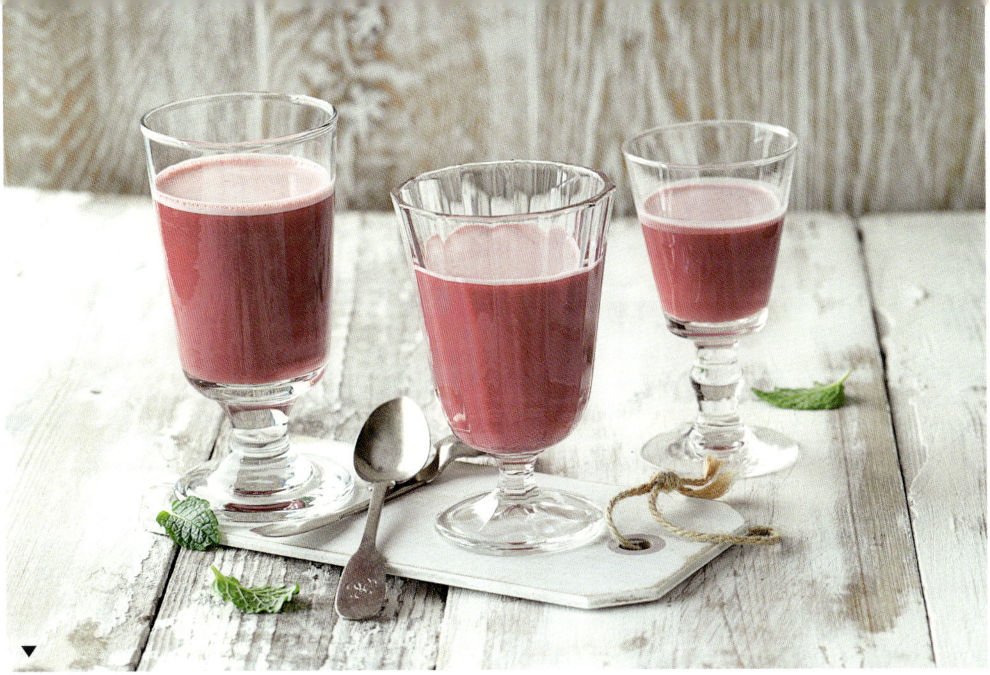

KEFIRDRINK MIT SCHWARZEN JOHANNISBEEREN

150 g Schwarze Johannisbeeren | 5 EL Schwarze-Johannisbeeren-Saft | 30 g Kokosfett | 10 g Honig | 400 ml Kefir | 200 ml kohlensäurehaltiges Mineralwasser

Für 2 Personen | 5 Min. Zubereitung
Pro Portion 276,05 kcal, 7,87 g P, 18,45 g F, 17,05 g KH

1 Johannisbeeren waschen, von den Rispen zupfen und mit Johannisbeersaft, Kokosfett, Honig und Kefir pürieren.

2 In Gläser füllen und den Drink mit sehr kaltem Mineralwasser auffüllen.

BANANEN-SCHOKO-MILCH

1 Banane | 300 ml Milch (1,5 % Fett) | 1 Msp. Vanillezucker | 30 g Kokosfett | 10 g gesüßtes Kakaopulver

Für 2 Personen | 5 Min. Zubereitung
Pro Portion 278,85 kcal, 6,82 g P, 18,405 g F, 19,65 g KH

1 Die Banane schälen, zerkleinern und in einen hohen Rührbecher geben.

2 Die Milch, den Vanillezucker, das Kokosfett und den Kakao zufügen und alles mit einem Stabmixer fein pürieren.

3 Die Bananen-Schoko-Milch in 2 Gläser füllen und sofort servieren.

Starten Sie in den Tag mit ketogener Gehirnnahrung – ganz nach Ihrem Geschmack: leicht süß oder salzig, warm oder kalt. Kokosfett lässt sich sowohl als Brotaufstrich als auch in warmen Gerichten verwenden.

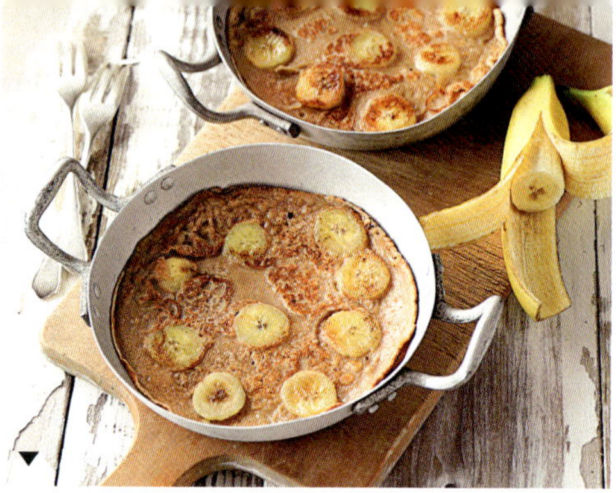

SCHOKOAUFSTRICH

40 g gemahlene Haselnüsse | 100 ml Kondensmilch (4 % Fett) | 100 g Zartbitterschokolade | 70 g Kokosfett | 50 g Zucker | 10 g Kakaopulver
Außerdem: 2 Schraubdeckelgläser

Für ca. 370 g | 20 Min. Zubereitung
Pro 100 g 468,3 kcal, 5,05 g P, 36,32 g F, 29,95 g KH

1 Die gemahlenen Haselnüsse in einer fettfreien Pfanne kurz rösten und in eine Schüssel füllen; abkühlen lassen.

2 Die Kondensmilch in einem Topf mit der zerkleinerten Schokolade, dem Kokosfett, Zucker und Kakaopulver leicht erhitzen, bis alles geschmolzen ist.

3 Nach dem Abkühlen mit einem Schneebesen cremig schlagen, dann die Nüsse unterrühren.

4 Zur Lagerung die Masse in Gläser abfüllen. Der Schokoaufstrich ist im Kühlschrank etwa 2 – 3 Wochen haltbar.

SCHOKO-BANANEN-PFANNKUCHEN

2 Eier | 250 ml Milch (1,5 % Fett) | 20 g Trinkkakaopulver | Salz | 150 g Vollkornmehl | 1 Banane | 30 g Kokosfett

Für 2 Personen | 10 Min. Zubereitung
Pro Portion 612,5 kcal, 20,6 g P, 22,255 g F, 80,37 g KH

1 Die Eier mit der Milch, dem Kakao und mit einer Prise Salz verrühren. Dann das Mehl löffelweise untermengen. Alles rasch zu einem glatten, zähflüssigen Teig verrühren.

2 Die Banane schälen und in dünne Scheiben schneiden.

3 Die Hälfte des Kokosfetts in einer Pfanne erhitzen, die Hälfte des Teigs hineingießen, dabei die Pfanne etwas anheben und leicht schwenken, damit sich der Teig gleichmäßig verteilt. Die Hälfte der Bananenscheiben darauf verteilen.

4 Den Pfannkuchen von beiden Seiten goldbraun backen. Mit dem zweiten Pfannkuchen genauso verfahren.

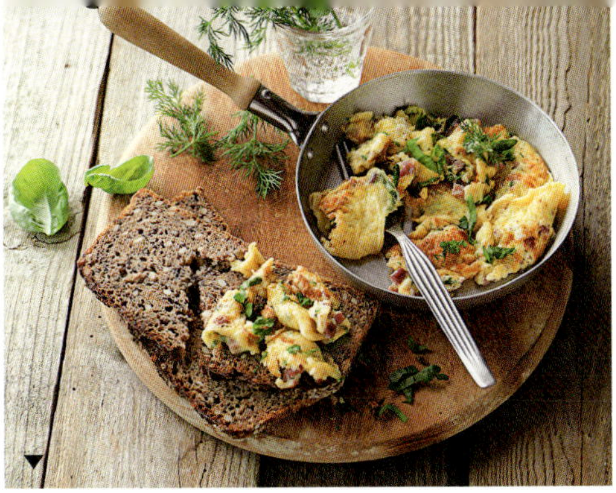

KRÄUTER-SCHINKEN-RÜHREI

200 g gekochter Schinken | 4 Eier | Salz und Pfeffer | Petersilie | Dill | Basilikum | 30 g Kokosfett

Für 2 Personen | 15 Min. Zubereitung
Pro Portion 444 kcal, 38,85 g P, 30,665 g F, 3,09 g KH

1 Den Schinken in Würfel schneiden.

2 In einer Schüssel die Eier mit einem Schneebesen verquirlen, Salz und Pfeffer unterrühren und dann die Schinkenwürfel zugeben.

3 Die Kräuter fein hacken und unter die Eier-Schinken-Masse rühren.

4 Das Kokosfett in einer Pfanne heiß werden lassen, die Eiermasse hineingießen und bei mittlerer Hitze stocken lassen. Dabei mit einem Pfannenwender oder Kochlöffel die fest werdende Eiermasse in Stücke reißen und in der Pfanne wenden.

5 Das Kräuter-Schinken-Rührei auf zwei Tellern verteilen und beispielsweise mit Vollkornbrot und Blattsalat oder Tomatensalat servieren.

ROTE-LINSEN-PASTE

1 kleine Knoblauchzehe | 15 g Kokosfett | 20 g rote Linsen | 50 ml Gemüsebrühe | 3 Blätter Basilikum | ½ TL Tomatenmark | 5 g geriebener Parmesan | Salz und Pfeffer

Für 2 Personen | 20 Min. Zubereitung
Pro Portion 453,9 kcal, 14,99 g P, 33,775 g F, 22,765 g KH

1 Knoblauch schälen und fein hacken.

2 Kokosfett in einem Topf erhitzen und den Knoblauch und die Linsen darin andünsten.

3 Mit der Gemüsebrühe ablöschen und 15 Minuten köcheln lassen, dann das Basilikum zugeben und alles fein pürieren.

4 Die Paste mit Tomatenmark, Parmesan, Salz und Pfeffer abschmecken. Die Paste eignet sich als Brotaufstrich.

TIPP

DRINK FÜR SCHNELLE ENERGIE AM MORGEN

Geben Sie 400 ml Milch (1,5 % Fett), 60 g Haferflocken, 100 g Himbeeren (oder andere Beeren), 1 zerkleinerte Banane und 30 g Kokosfett in einen hohen Rührbecher und pürieren Sie alles mit dem Stabmixer.

Auch mit leckeren Kleinigkeiten vor dem Essen oder mit Snacks zwischendurch ergänzen Sie Ihre Ernährung mit Kokosfett. So erreichen Sie leichter die über den ganzen Tag verteilte Bildung von Ketonkörpern.

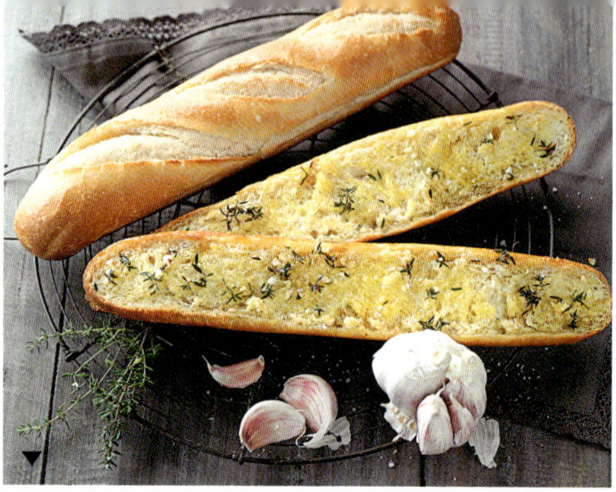

BRUSCHETTA

2 Tomaten | 1 Knoblauchzehe | Oregano | Salz und Pfeffer | 2 EL Olivenöl | 20 g Kokosfett | 2 Scheiben Weißbrot (je 40 g)

Für 2 Personen | 15 Min. Zubereitung
Pro Portion 293,5 kcal, 4,37 g P, 20,7 g F, 22,97 g KH

1 Die Tomaten einritzen, kurz in kochendes Wasser legen, kalt abschrecken und enthäuten.
2 Den Knoblauch schälen und fein hacken.
3 Die Tomaten halbieren, die Kerne auslöffeln, das Fruchtfleisch klein schneiden und in einer Schüssel mit Knoblauch, Oregano, Salz, Pfeffer und Olivenöl vermischen.
4 Das Kokosfett in einer Pfanne erhitzen und das Weißbrot darin von beiden Seiten knusprig braten. Noch heiß mit der Tomatenmischung belegen und servieren.

Die Bruschetta eignen sich sehr gut als Vorspeise, wenn Sie Gäste haben (Mengen dann entsprechend erhöhen), oder als Beilage zu einer Suppe oder einem Salat.

KNOBLAUCHBAGUETTE

½ Aufbackbaguette (175 g) | 1 kleine Knoblauchzehe | 15 g Kokosfett | ½ EL Olivenöl | Salz und Pfeffer | ½ TL Thymian

Für 2 Personen | 15 Min. Zubereitung
Pro Portion 798,6 kcal, 15,55 g P, 43,12 g F, 90,735 g KH

1 Den Backofen auf 220° (Umluft 200°, Gas Stufe 4) vorheizen.
2 Das Baguette längs halbieren.
3 Den Knoblauch schälen und fein hacken.
4 Das Kokosfett mit Olivenöl, Knoblauch, Salz, Pfeffer und Thymian verrühren und mit einem Pinsel auf den Schnittflächen des Baguettes verteilen.
5 Das Baguette im Backofen ca. 8 – 10 Minuten bis zum gewünschten Bräunegrad backen.

Variante: Statt des Thymians können Sie auch andere Kräuter in die Kokosfett-Olivenöl-Mischung geben, zum Beispiel Schnittlauch, Petersilie oder Basilikum.

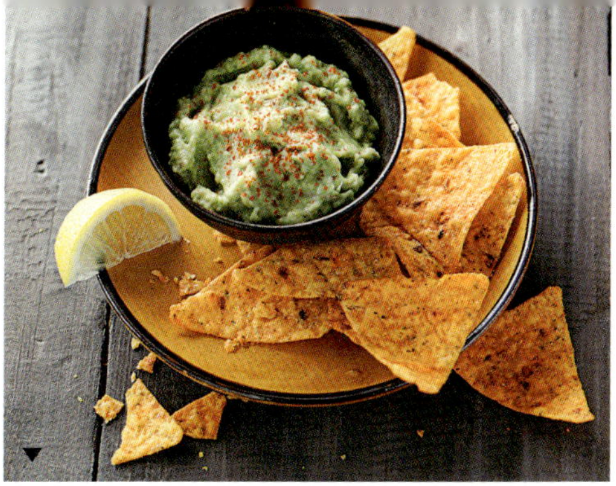

GUACAMOLE

1 Avocado | 2 EL Zitronensaft | 30 g Kokosfett | 1 Prise Chiliflocken | Salz und Pfeffer

Für 2 Personen | 5 Min. Zubereitung
Pro Portion 411,25 kcal, 2,375 g P, 44,375 g F, 0,5 g KH

1 Die Avocado der Länge nach bis zum Kern einschneiden, aufklappen und den Kern entfernen. Dann das Fruchtfleisch aus der Schale löffeln. Das Avocadofleisch in einer kleinen Schüssel mit einer Gabel zerdrücken.

2 Das Avocadomus mit Zitronensaft, Kokosfett, Chiliflocken sowie Salz und Pfeffer würzen und zum Beispiel mit Tortilla-Chips servieren. Damit sich die Guacamole bis zum Servieren nicht verfärbt, drücken Sie den Kern der Avocado in den fertigen Dip.

Variante: Das Grundrezept der Guacamole stammt aus Mexiko. Sie können es noch erweitern, indem Sie zum Beispiel klein gewürfelte Tomaten, Frühlingszwiebeln oder Knoblauch untermischen oder zum Schluss etwas Sauerrahm einrühren.

CURRY-MANGO-DIP

100 g Frischkäse (17 % Fett) | 2 EL Milch (1,5 % Fett) | 30 g Kokosfett | Salz | Pfeffer | 1 Spritzer Zitronensaft | 20 g geröstete Cashewkerne | 40 g Mango-Chutney | 1 TL Currypulver

Für 2 Personen | 5 Min. Zubereitung
Pro Portion 346,8 kcal, 6,94 g P, 28,115 g F, 16,83 g KH

1 Den Frischkäse mit der Milch und dem Kokosfett verrühren und mit Salz, Pfeffer und Zitronensaft abschmecken.

2 Die Cashewkerne hacken und zusammen mit dem Mango-Chutney und dem Currypulver unter die Frischkäsemischung rühren.

TIPP

DIPS FÜR GÄSTE

Dips sind gute Vorspeisen, wenn Sie Gäste haben. Servieren Sie dazu einfach Tortilla-Chips oder Weißbrot, und die Gäste können sich bedienen.
Dips bereichern aber auch jedes kalte Buffet, denn sie ergänzen ganz hervorragend Gemüsesticks wie Stangensellerie, Möhren oder Gurken.

ZUM MITNEHMEN

Mit diesen Rezepten lässt sich eine ketonreiche Ernährung auch unterwegs – ob im Büro oder auf Ausflügen – umsetzen. Gehirngesund kann lecker sein, Ihre Kollegen und Freunde werden Sie beneiden!

RÄUCHERLACHS-SANDWICH

4 Scheiben Vollkorn-Weizentoast (je 25 g) | 60 g Frischkäse (17 % Fett) | 30 g Kokosfett | 15 g mittelscharfer Senf | 15 g Honig | 1 EL frischer klein geschnittener Dill | 1 Tomate | 100 g Räucherlachs

Für 2 Personen | 5 Min. Zubereitung
Pro Portion 463,875 kcal, 18,03 g P, 29,585 g F, 29,435 g KH

1 Die Toastscheiben toasten.

2 Den Frischkäse mit Kokosfett, Senf, Honig und Dill mischen.

3 Die Tomate waschen, halbieren, den Stielansatz entfernen und die Tomate dann in dünne Scheiben schneiden.

4 Zwei Toastscheiben mit je einer Hälfte der Frischkäsemischung bestreichen, die Tomatenscheiben darauf verteilen und mit je 50 g Räucherlachs belegen.

5 Mit den beiden anderen Toastscheiben abdecken.

RUCOLA-PROSCIUTTO-BRÖTCHEN

2 Vollkornbrötchen (je ca. 65 g) | 30 g Kokosfett | 1 Handvoll Rucola | 1 Tomate | 40 g Mozzarella | 10 g Tomatenmark | 4 Scheiben Rohschinken | etwas geriebener Parmesan (8 g) | etwas Balsamicocreme (8 – 10 g)

Für 2 Personen | 5 Min. Zubereitung
Pro Portion 429,13 kcal, 19,376 g P, 23,765 g F, 34,97 g KH

1 Die beiden Brötchen aufschneiden und alle Schnittflächen anteilig mit dem Kokosfett bestreichen, damit die Brötchen später nicht durchweichen.

2 Den Rucola waschen, trocken schütteln und etwas zerkleinern. Dabei die zu langen Stiele abschneiden.

3 Die Tomate waschen, den Stielansatz entfernen und die Tomate in Scheiben schneiden.

4 Den Mozzarella in Scheiben schneiden.

5 Die unteren Hälften der Brötchen mit je der Hälfte des Tomatenmarks bestreichen.

6 Dann auf jede untere Brötchenhälfte 2 Scheiben Schinken, 20 g Mozzarella und die Hälfte von Parmesan, Rucola und Tomatenscheiben legen; mit Balsamicocreme würzen.

7 Die oberen Brötchenhälften darauflegen und leicht andrücken.

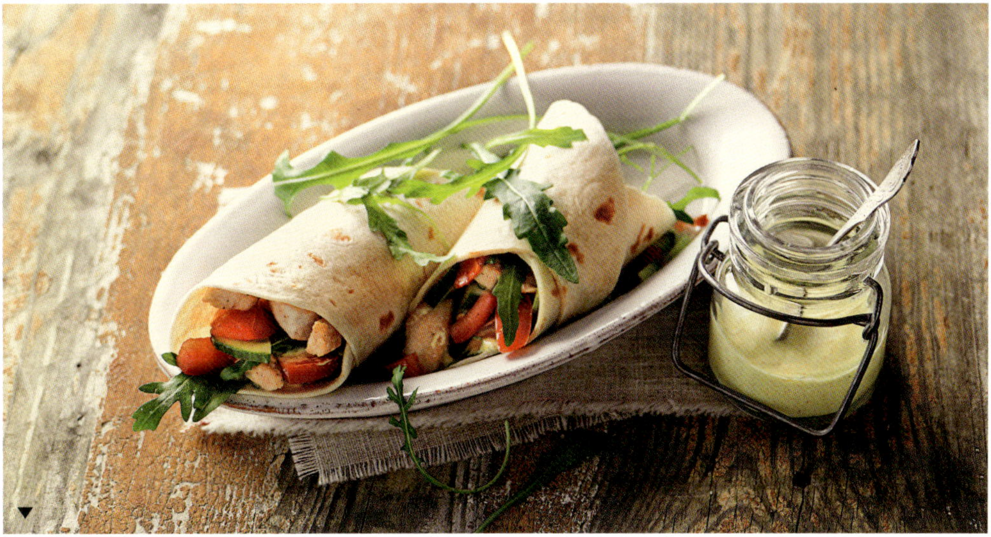

HÄHNCHEN-WRAP MIT CURRYSOSSE

200 g Hähnchenbrustfilet | 30 g Kokosfett | Salz | Pfeffer | 1 Handvoll Rucola | 1 Tomate | ¼ Salatgurke | 60 g Joghurt (1,5 % Fett) | 2 TL Currypulver | 1 TL Chilipulver | 2 Tortilla-Wraps

Für 2 Personen | 10 Min. Zubereitung
Pro Portion 513,675 kcal, 32,375 g P, 23,223 g F, 42,71 g KH

1 Das Hähnchenfilet in Streifen schneiden, in ca. 20 g des Kokosfetts in einer Pfanne rundherum anbraten und mit Salz und Pfeffer würzen.

2 Rucola und Tomate waschen, die Tomate in Scheiben schneiden.

3 Die Salatgurke waschen und in 6 Scheiben schneiden.

4 Den Joghurt mit dem restlichen Kokosfett vermischen und mit Curry, Chili, Salz und Pfeffer würzen.

5 Die Tortilla-Wraps kurz in der Mikrowelle oder in einer heißen fettfreien Pfanne erhitzen, damit sie sich gut falten lassen.

6 Die Wraps auslegen, die Hähnchenfiletstreifen und den Curry-Joghurt auf den Tortillas verteilen und mit Rucola, Tomaten- und Gurkenscheiben belegen.

7 Dann die Wraps zusammenfalten bzw. -rollen. Dazu zuerst die untere Seite etwa 5 cm nach oben klappen, damit beim Verspeisen nichts ausläuft. Nun von einer Seite her den Teig aufrollen. Jeden Wrap zur Hälfte in eine Serviette oder in Butterbrotpapier wickeln.

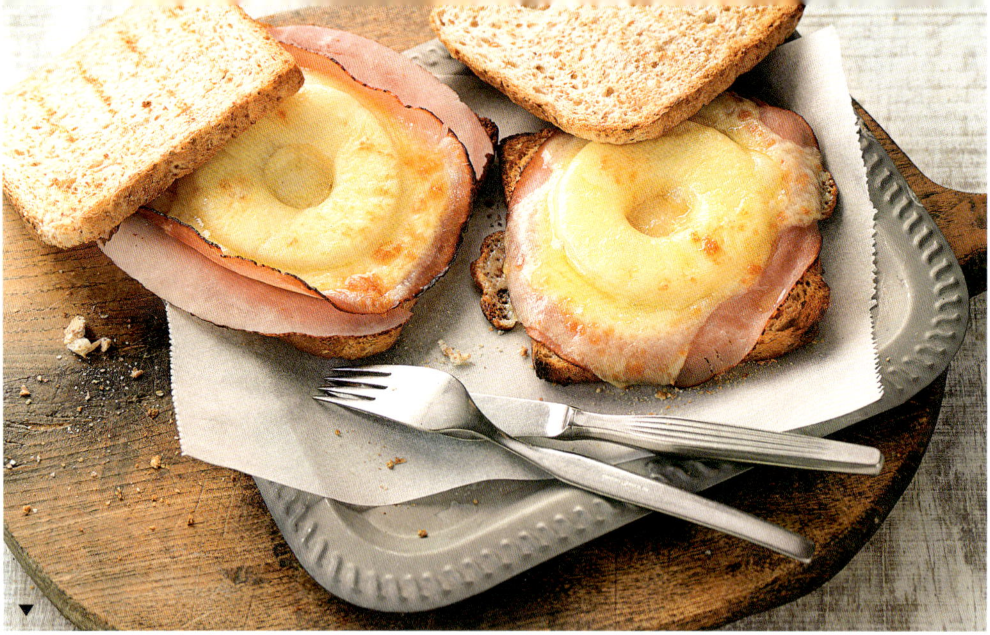

HAWAII-TOAST

4 Scheiben Vollkorn-Weizentoast (je 25 g) | 20 g Kokosfett | 2 Scheiben Kochschinken (je ca. 30 g) | 2 Ananasringe (ungezuckert, aus der Dose) | 1 Scheibe Gouda (ca. 40 g)

Für 2 Personen | 10 Min. Zubereitung
Pro Portion 342,6 kcal, 14,686 g P, 18,768 g F, 27,27 g KH

1 Den Backofen auf 180° (Umluft 160°, Gas Stufe 2 – 3) vorheizen.

2 Je eine Seite der Toastbrote anteilig mit dem Kokosfett bestreichen, damit das Sandwich später nicht durchweicht.

3 Zwei Toastbrotscheiben mit je einer Scheibe Schinken belegen, je einen Ananasring darauflegen und mit je einer Hälfte der Käsescheibe abdecken.

4 Im Backofen die beiden belegten und die beiden unbelegten Toastbrote so lange backen, bis der Käse zerlaufen ist.

5 Die unbelegten Toastbrotscheiben auf die belegten legen und leicht andrücken.

TIPP

SCHNELLER SNACK

Die Zutaten für den Hawaii-Toast hat man meist zu Hause. Wenn sich plötzlich unerwartet Gäste anmelden, können Sie mit diesem Snack in Kürze etwas Leckeres auf den Tisch bringen.

TOMATEN-EI-SANDWICH

1 Ei | 4 Blätter Blattsalat | 2 kleine Tomaten | 4 Blätter Basilikum | 30 g Kokosfett | 80 g Magerquark | Salz und Pfeffer | 4 Scheiben Vollkorn-Weizentoast (je 25 g)
Außerdem: 2 Zahnstocher

Für 2 Personen | 5 Min. Zubereitung
Pro Portion 346,05 kcal, 13,7 g P, 20,63 g F, 24,57 g KH

1 Das Ei in 8 Minuten hart kochen, unter kaltem Wasser abschrecken und abkühlen lassen.
2 Die Salatblätter waschen und trocken schütteln; die Tomaten waschen, den Stielansatz entfernen, Tomaten in dünne Scheiben schneiden und die Kerne herausdrücken, damit das Sandwich später nicht durchweicht.
3 Das Basilikum waschen.
4 Das Ei pellen, fein würfeln und in einer kleinen Schüssel mit Kokosfett, Magerquark, Salz und Pfeffer mischen.
5 Das Toastbrot toasten, 2 Scheiben mit der Eiercreme bestreichen und mit je 2 Blättern Salat belegen. Die Tomatenscheiben darauf verteilen, pfeffern und je 2 Blätter Basilikum darauflegen.
6 Die beiden anderen Toastscheiben daraufsetzen und leicht andrücken. Damit die oberen Scheiben nicht wegrutschen, können Sie sie mit je einem Zahnstocher fixieren.

MÜSLIRIEGEL

100 g Cranberrys | 75 g Haferflocken | 50 g Kokosflocken | 50 g gemahlene Haselnüsse | 50 g Cornflakes | 100 g Kokosfett | 30 g Honig

Für 20 Stück | 30 Min. Zubereitung
Pro Riegel 120,715 kcal, 1,094 g P, 8,557 g F, 9,933 g KH

1 Den Backofen auf 180° (Umluft 160°, Gas Stufe 2) vorheizen.
2 Die Cranberrys zerkleinern, dann mit den Haferflocken, Kokosflocken, Nüssen und Cornflakes mischen und auf ein mit Backpapier ausgelegtes Blech legen; im heißen Backofen in ca. 15 Minuten rösten.
3 Das Kokosfett und den Honig in einen Topf geben und schmelzen lassen, dann ca. 10 Minuten leicht einköcheln lassen.
4 Die geröstete Cranberry-Flocken-Mischung und die Honigmischung miteinander vermengen und 1 cm dick mit einem Teigspatel auf ein mit Backpapier ausgelegtes Blech streichen. Mit Klarsichtfolie abdecken und mit einer Nudelrolle vorsichtig flach drücken.
5 Dann die Platte mit einem Messer vorsichtig in 20 Riegel schneiden und 2 Stunden abkühlen lassen. In einer Dose halten sie lange frisch.

Variante: Wenn Sie keine Cranberrys haben, können Sie auch Rosinen oder anderes Trockenobst wie zum Beispiel klein geschnittene Aprikosen verarbeiten.

SALATE

Sie sind leckere Beilage oder sättigende Mahlzeit. In allen Rezepten ist das Dressing mit gesundem Kokosfett verfeinert. Die säuernde Wirkung des Kokosfettes puffern basenbildende Kräuter und Gemüse.

MEERESFRÜCHTESALAT

300 g TK-Meeresfrüchte (bereits vorgekocht) | 6 Basilikumblätter | 2 Knoblauchzehen | 3 EL Zitronensaft | 20 ml Olivenöl | 30 g Kokosfett | 40 ml weißer Balsamicoessig | Salz | Pfeffer

Außerdem: eine unbehandelte Zitrone zum Garnieren

Für 2 Personen | 5 Min. Zubereitung
Pro Portion 341,6 kcal, 22,83 g P, 26,545 g F, 2,835 g KH

1 Die Meeresfrüchte bei Raumtemperatur 2 – 3 Stunden auftauen lassen.

2 Das Basilikum waschen, den Knoblauch schälen und beides sehr fein hacken.

3 Die Schale der Zitrone abwaschen, trocknen und die Zitrone in Viertel schneiden.

4 Die Meeresfrüchte in einer Schüssel mit Knoblauch, Basilikum, Zitronensaft, Olivenöl, Kokosfett und Balsamicoessig mischen und mit Salz und Pfeffer würzen.

5 Den Salat auf Tellern verteilen und mit den Zitronenvierteln garnieren.

KARTOFFEL-GURKEN-SALAT

400 g fest kochende Kartoffeln | 1 kleine Zwiebel | 200 g Salatgurke | 30 g Kokosfett | 150 ml warme Hühnerbrühe | 40 ml Essig | 1 Prise Zucker | Salz | Pfeffer | Petersilie

Für 2 Personen | 30 Min. Zubereitung
Pro Portion 321,7 kcal, 5,005 g P, 15,895 g F, 40,71 g KH

1 Die Kartoffeln schälen, zugedeckt 20 Minuten in leicht gesalzenem Wasser gar kochen, abgießen, kurz abdampfen lassen und in Scheiben schneiden.

2 Die Zwiebel schälen und würfeln, die Gurke schälen und in dünne Scheiben hobeln.

3 Für das Dressing das Kokosfett mit Brühe, Essig, Zucker, Salz, Pfeffer und klein gehackter Petersilie vermischen.

4 Alle Zutaten in eine große Salatschüssel geben und vorsichtig vermengen.

TIPP

SALATKARTOFFELN

Verwenden Sie für Salate festkochende Kartoffelsorten. Sie zerfallen nicht so leicht wie mehligkochende Kartoffeln, da sie weniger Stärke enthalten.

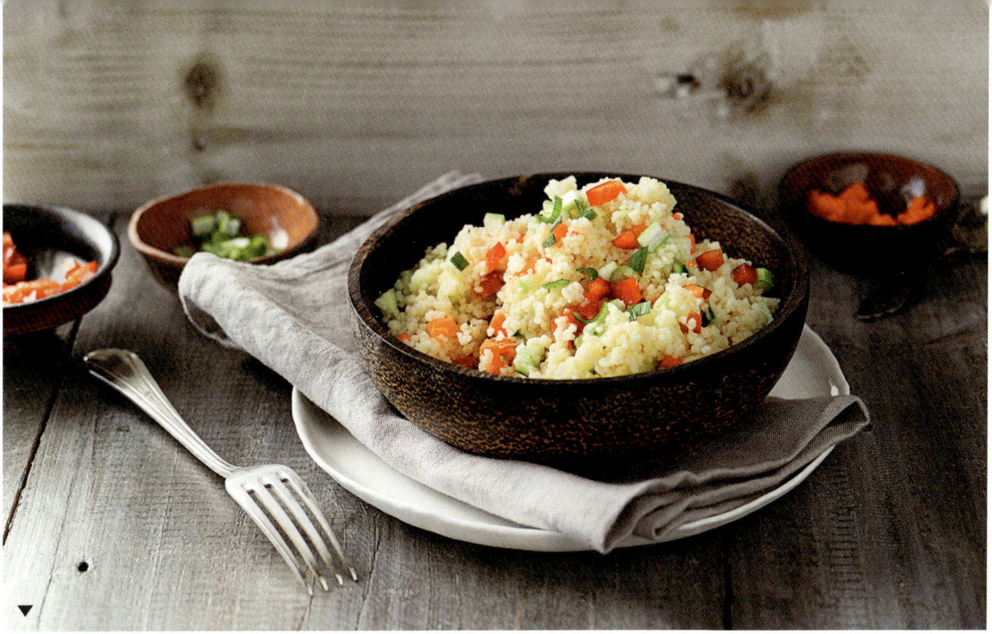

COUSCOUS-SALAT

200 ml Gemüsebrühe | 30 g Kokosfett | 150 g Instant-Couscous | ¼ Salatgurke | 1 rote Paprikaschote | 1 Tomate | 1 Frühlingszwiebel | 1 EL Limettensaft | 1 EL Olivenöl | Chilisalz | Pfeffer

Für 2 Personen | 15 Min. Zubereitung
Pro Portion 509,07 kcal, 12,49 g P, 22,515 g F, 60,15 g KH

1 Die Gemüsebrühe zum Kochen bringen und das Kokosfett einrühren. Den Couscous in eine Schüssel geben, mit der kochenden Brühe übergießen und ca. 10 Minuten quellen lassen.

2 Die Salatgurke schälen und würfeln. Die Paprikaschote waschen, halbieren, den Stängel, die Kerne und die weißen Innenhäute entfernen und das Fruchtfleisch würfeln.

3 Die Tomate waschen, halbieren, vom Stielansatz befreien und in kleine Würfel schneiden. Die Frühlingszwiebel waschen und in schmale Ringe schneiden.

4 Couscous mit dem Gemüse, Limettensaft und Olivenöl mischen und mit Chilisalz und Pfeffer abschmecken.

TIPP

INSTANT-COUSCOUS

Couscous besteht aus Hartweizengrieß, der vorgequollen, gedämpft und getrocknet wird. Dadurch ist er schneller fertig und länger haltbar.

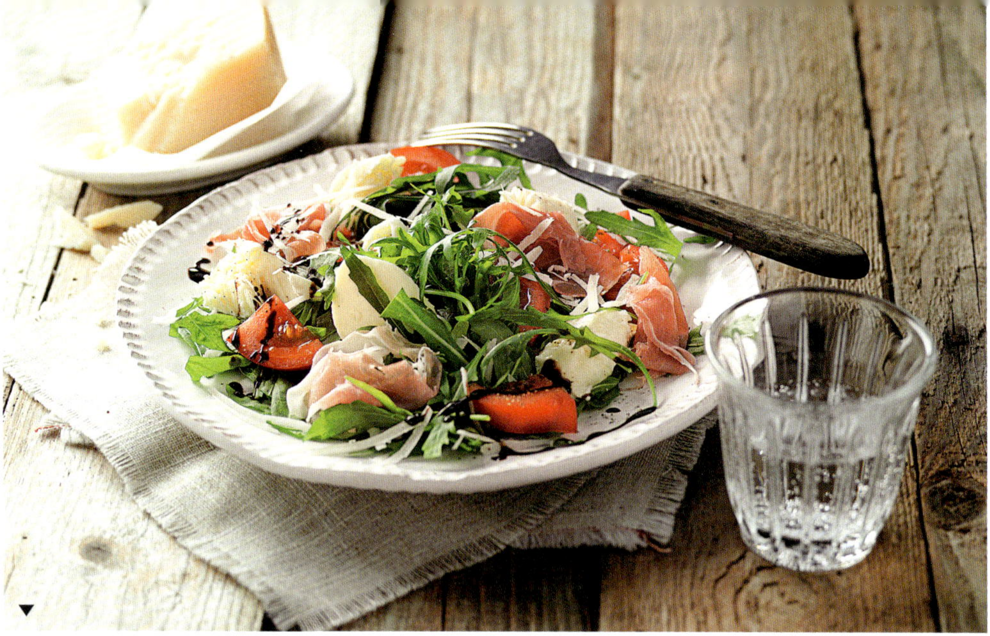

RUCOLA-TOMATEN-SALAT MIT PARMASCHINKEN

125 g Rucola | 2 Tomaten | 1 Kugel Mozzarella (etwa 125 g) | 100 g Parmaschinken (in dünne Scheiben geschnitten) | 30 g Parmesan am Stück | 30 g Kokosfett | ca. 50 ml dunkler Balsamicoessig | Salz und Pfeffer | etwas Balsamicocreme

Für 2 Personen | 10 Min. Zubereitung
Pro Portion 516 kcal, 33,525 g P, 39,45 g F, 7,2 g KH

1 Den Rucola waschen, trocken schütteln und die langen Stängel abschneiden.

2 Die Tomaten waschen und halbieren, den Stielansatz entfernen und die Tomaten in Würfel schneiden.

3 Den Mozzarella würfeln, die Parmaschinkenscheiben etwas zerkleinern, den Parmesan mit einem Spargelschäler in Späne hobeln.

4 Für das Dressing Kokosfett, Balsamicoessig, Salz und Pfeffer vermischen.

5 Die Salatzutaten in eine ausreichend große Schüssel geben, das Dressing darübergießen und den Salat mit dem Salatbesteck vorsichtig vermischen.
Den Salat auf 2 Teller aufteilen und mit etwas Balsamicocreme garnieren. Mit einem Baguette, zum Beispiel dem Knoblauch-Baguette von Seite 76, servieren.

Variante: Vegetarier lassen den Parmaschinken weg und ersetzen ihn zum Beispiel durch verschiedene Sprossen, klein geschnittene Frühlingszwiebeln oder in Streifen geschnittene getrocknete Tomaten.

GRÜNER SALAT MIT KICHERERBSEN UND SCHAFSKÄSE

1 kleiner Kopf- oder Eisbergsalat (ca. 300 g) | 1 Dose Kichererbsen (Abtropfgewicht ca. 265 g) | 30 g Kokosfett | ca. 50 ml Balsamicoessig | Salz und Pfeffer | Kräuter nach Belieben | 80 g Schafskäse

Für 2 Personen | 5 Min. Zubereitung
Pro Portion 376,2 kcal, 13,825 g P, 25,425 g F, 22,455 g KH

1 Den Salat gründlich waschen, trocken schütteln und die Blätter etwas zerkleinern.
2 Die Kichererbsen abgießen.
3 Für das Dressing das Kokosfett mit dem Balsamicoessig verquirlen und mit Salz, Pfeffer und den klein gehackten Kräutern würzen.
4 Den Schafskäse in kleine Würfel schneiden.
5 Salat, Kichererbsen und zerkleinerten Schafskäse in eine Schüssel geben und mit dem Dressing vermischen.

Variante: Wer den bitteren Geschmack von Radicchio mag, kann die Hälfte des Kopf- oder Eisbergsalats durch Radicchio ersetzen. Er ist wegen seiner Bitterstoffe nicht nur gesund, sondern bietet durch seine schöne Farbe auch einen optischen Genuss.

THUNFISCHSALAT

1 kleiner Kopf- oder Eisbergsalat (ca. 300 g) | 1 Zwiebel | 30 g Kokosfett | ca. 50 ml Balsamicoessig | Salz und Pfeffer | Kräuter nach Belieben | 1 Dose Thunfisch im eigenen Saft (Abtropfgewicht ca. 150 g) | 100 g Oliven ohne Stein

Für 2 Personen | 5 Min. Zubereitung
Pro Portion 336,6 kcal, 21,16 g P, 23,653 g F, 8,008 g KH

1 Den Salat gründlich waschen, trocken schütteln und die Blätter etwas zerkleinern.
2 Die Zwiebel schälen, halbieren und in Halbringe schneiden.
3 Für das Dressing das Kokosfett mit dem Balsamicoessig verquirlen und mit Salz und Pfeffer würzen.
4 Die Kräuter fein hacken und unter das Dressing mischen.
5 Den Thunfisch in einem Sieb abtropfen lassen und dabei das Fischfleisch mit einer Gabel etwas zerpflücken. Die Oliven bei Bedarf in Ringe schneiden.
6 Blattsalat, Thunfisch, Oliven, Zwiebel und Dressing in eine große Schüssel geben und vorsichtig vermischen.
7 Auf zwei Tellern anrichten und mit Baguette servieren.

SUPPEN

Kohlenhydratarme Gemüsesuppen zum Abendessen unterstützen mit ihrem Anteil an Kokosfett die nächtliche Versorgung des Gehirns mit Energie liefernden Ketonen.

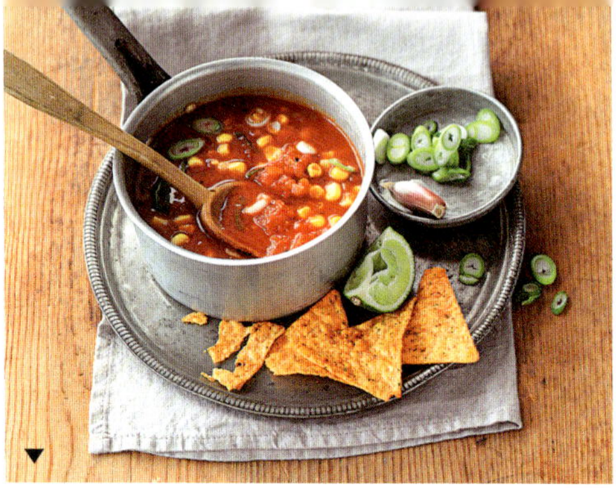

TOMATENSUPPE

1 kg Tomaten | ½ Kugel Mozzarella (ca. 60 g) | 6 große Blätter Basilikum | 1 Zwiebel | 30 g Kokosfett | Salz und Pfeffer | 1 TL Zucker

Für 2 Personen | 30 Min. Zubereitung
Pro Portion 325,4 kcal, 10,91 g P, 21,678 g F, 20,383 g KH

1 Die Tomaten waschen, halbieren und den Stielansatz entfernen; mit der Schnittfläche nach unten auf ein mit Backpapier ausgelegtes Backblech setzen und bei 200° (Umluft 180°, Gas Stufe 3) 20 Minuten garen.
2 Mozzarella würfeln; Basilikum hacken.
3 Die Zwiebel schälen, würfeln und im heißen Kokosfett in einem Topf glasig braten.
4 Die gegarten Tomaten enthäuten, zu den Zwiebeln in den Topf geben und mit 100 ml Wasser aufkochen.
5 Mit einem Stabmixer pürieren und mit Salz, Pfeffer und dem Zucker abschmecken.
6 Die Tomatensuppe in tiefe Teller füllen, den Mozzarella dazugeben und das Basilikum über die Suppe streuen.

MEXIKANISCHE TOMATENSUPPE

1 große Zwiebel | 1 Knoblauchzehe | 3 Frühlingszwiebeln | 30 g Kokosfett | 400 g Tomatenwürfel (aus der Dose) | 1 Dose Mais (Abtropfgewicht ca. 250 g) | 1 EL Chilipulver | 1 EL Kreuzkümmel, gemahlen | 600 ml Geflügelbrühe | Salz und Pfeffer | 2 EL Limettensaft | 70 g Tortilla-Chips

Für 2 Personen | 35 Min. Zubereitung
Pro Portion 474,71 kcal, 10,09 g P, 26,318 g F, 47,133 g KH

1 Zwiebeln und Knoblauch schälen und fein hacken, die Frühlingszwiebeln in feine Ringe schneiden. Kokosfett in einem Topf erhitzen und alles darin anbraten.
2 Tomaten, Mais, Chilipulver und Kreuzkümmel dazugeben und die Geflügelbrühe angießen. Alles 30 Minuten bei mittlerer Hitze köcheln.
3 Suppe mit Salz, Pfeffer und 2 EL Limettensaft abschmecken.
4 Tortilla-Chips zur Suppe servieren.

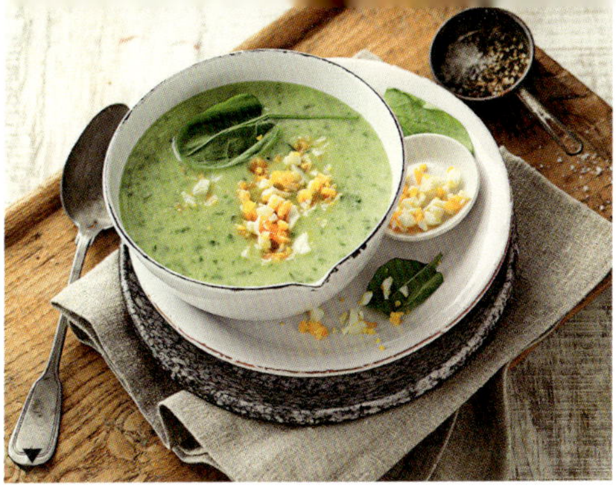

SAUERAMPFER-CREMESUPPE

1 Ei | 1 kleine Zwiebel | 125 g mehlig kochende Kartoffeln | 30 g Kokosfett | 100 ml Milch (1,5 % Fett) | 450 ml Gemüsebrühe | 75 g Sauerampfer (oder junger Spinat) | Salz | Pfeffer

Für 2 Personen | 25 Min. Zubereitung
Pro Portion 272,425 kcal, 8,57 g P, 19,653 g F, 16,088 g KH

1 Das Ei in 8 Minuten hart kochen, abschrecken, pellen, fein würfeln und beiseite stellen.
2 Zwiebel schälen und würfeln; die Kartoffeln waschen, schälen und in Würfel schneiden.
3 Kokosfett in einem Topf erhitzen und die Zwiebeln darin glasig anbraten. Kartoffelwürfel dazugeben und kurz mit andünsten. Milch und Gemüsebrühe dazugießen. Bei mittlerer Hitze unter häufigem Rühren 15 Minuten kochen.
4 Sauerampfer oder Spinat waschen, trocken schütteln, in Streifen schneiden und zur Suppe geben. Die Suppe in einen Standmixer füllen und sehr fein pürieren.
5 Mit Salz und Pfeffer abschmecken und in tiefe Teller füllen. Eierwürfel darüberstreuen.

TOMATEN-KOKOS-SUPPE

75 g kleine Tiefseegarnelen (küchenfertig) | 30 g Kokosfett | 1 kleine Orange (ca. 125 g) | 400 g Tomatenwürfel (aus der Dose) | 100 ml Kokosmilch | 100 ml Gemüsebrühe | 1 Frühlingszwiebel | Salz und Pfeffer

Für 2 Personen | 10 Min. Zubereitung
Pro Portion 299,37 kcal, 9,123 g P, 24,537 g F, 9,346 g KH

1 Die Garnelen im heißen Kokosfett in einem Topf kurz anbraten.
2 Die Orange auspressen. Tomaten, Kokosmilch, Orangensaft und Brühe zu den Garnelen geben, das Ganze aufkochen lassen und 5 Minuten bei kleiner Hitze kochen. Mit Salz und Pfeffer abschmecken.
3 Die Frühlingszwiebel waschen und in sehr dünne Ringe schneiden.
4 Die Tomaten-Kokos-Suppe in tiefe Teller füllen, mit den Frühlingszwiebelringen bestreuen und servieren.

Variante: Statt der Frühlingszwiebeln können Sie auch Knoblauch-Croûtons zur Suppe reichen. Dafür eine Scheibe Toastbrot würfeln, eine Knoblauchzehe schälen und fein hacken. In einer Pfanne etwas Kokosfett erhitzen, den Knoblauch darin andünsten und dann die Brotwürfel im Fett anrösten.

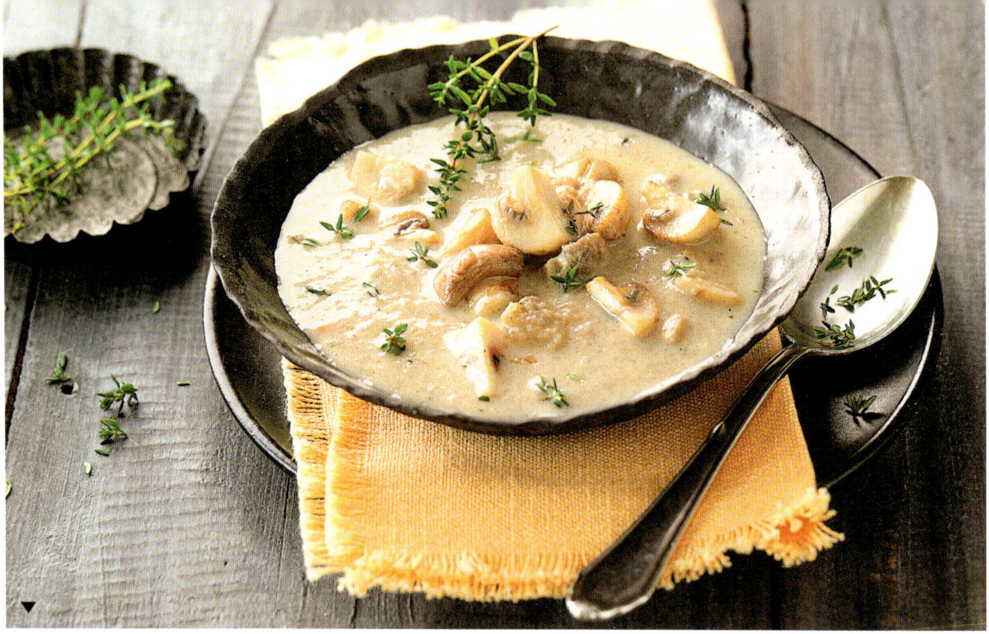

CREMIGE PILZSUPPE

30 g getrocknete Steinpilze | 300 g kleine Champignons | 1 Zwiebel | 1 Knoblauchzehe | 30 g Kokosfett | 1 – 2 TL Thymian | Salz, Pfeffer | 500 ml Gemüsebrühe | 75 ml Sahne

Für 2 Personen | 45 Min. Zubereitung
Pro Portion 321 kcal, 10,6 g P, 28,413 g F, 6,938 g KH

1 ¼ l Wasser aufkochen. Die getrockneten Steinpilze in eine kleine Schüssel geben, mit dem kochenden Wasser übergießen und 15 Minuten lang einweichen lassen.

2 Die Champignons waschen und vierteln; die Zwiebel schälen und würfeln; den Knoblauch schälen und hacken.

3 Das Kokosfett in einem Topf erhitzen und die Champignons darin anbraten; Knoblauch, Zwiebeln und Thymian zufügen und etwa 1 Minute lang mitbraten.

4 Die Steinpilze aus dem Wasser nehmen, mit der Hand gut ausdrücken und grob hacken.

5 Das Einweichwasser durch ein feines Sieb in den Topf zu den Champignons gießen und mit Salz und Pfeffer würzen.

6 Die gehackten Steinpilze und die Brühe dazugeben und alles 20 Minuten kochen lassen.

7 Die Hälfte der Pilzsuppe mit einem Stabmixer oder im Standmixer fein pürieren, wieder in den Topf geben und noch mal aufkochen lassen.

8 Sahne unter die Suppe rühren, kurz aufkochen und mit Salz und Pfeffer würzen.

9 Die Pilzsuppe in tiefe Teller füllen und sofort servieren. Dazu passt Weißbrot.

KÜRBIS-MÖHREN-SUPPE

300 g Kürbisfleisch (z. B. Hokkaido) | 100 g Möhren | 1 Zwiebel (ca. 75 g) | 30 g Kokosfett | 600 ml Gemüsebrühe | 60 ml Sahne | 1 TL Thymian | Salz und Pfeffer

Für 2 Personen | 60 Min. Zubereitung
Pro Portion 294,5 kcal, 4,67 g P, 25,323 g F, 12,728 g KH

1 Das Kürbisfleisch klein würfeln.
2 Die Möhren waschen, schälen und klein schneiden.
3 Die Zwiebel schälen und fein würfeln.
4 Das Kokosfett in einem Topf erhitzen und Zwiebel, Kürbis und Möhren darin bei mittlerer Hitze 4 – 5 Minuten braten.
5 Die Gemüsebrühe angießen und alles 35 Minuten bei mittlerer Hitze kochen.
6 Wenn das Gemüse gar ist, die Suppe mit dem Stabmixer oder im Standmixer fein pürieren.
7 Die Sahne unterrühren, die Suppe mit Thymian, Salz und Pfeffer würzen und noch einmal 5 Minuten köcheln lassen.
8 Dann die Suppe in tiefe Teller füllen und sofort servieren.

Variante: Rösten Sie Kürbiskerne in einer Pfanne und geben Sie sie zusammen mit etwas Kürbiskernöl über die Suppe.

SÜSSKARTOFFEL-KOKOS-SUPPE

4 Frühlingszwiebeln | 2 Knoblauchzehen | 20 g Ingwer | 400 g Süßkartoffeln | 2 Tomaten | 30 g Kokosfett | 500 ml Geflügelbrühe | 200 ml Kokosmilch | 1 TL Koriander | 1 TL Chilipulver | Salz und Pfeffer | etwas Limettensaft

Für 2 Personen | 35 Min. Zubereitung
Pro Portion 551,11 kcal, 6,72 g P, 33,404 g F, 50,095 g KH

1 Die Frühlingszwiebeln waschen und fein schneiden; Knoblauch und Ingwer schälen und fein hacken.
2 Die Süßkartoffeln schälen und in mundgerechte Würfel schneiden.
3 Die Tomaten waschen, den Stielansatz entfernen und die Tomaten würfeln.
4 Das Kokosfett in einem Topf erhitzen und die Zwiebeln, den Knoblauch und Ingwer darin andünsten. Die Süßkartoffelwürfel dazugeben und weiterdünsten.
5 Die Tomaten dazugeben, die Geflügelbrühe und die Kokosmilch angießen, mit gemahlenem Koriander, Chilipulver, Salz und Pfeffer würzen, aufkochen und zugedeckt bei mittlerer Hitze 20 Minuten kochen lassen.
6 Die Suppe mit dem Stabmixer fein pürieren und mit Limettensaft abschmecken.

VEGETARISCH

Durch den Verzicht auf Fleisch und Fisch und den hohen Anteil von Gemüse und Kartoffeln in den Gerichten tun Sie etwas für einen ausbalancierten Säure-Basen-Haushalt.

MAROKKANISCHER COUSCOUS

250 g Möhren | 250 g Kartoffeln | 250 g Prinzessbohnen | 1 Zwiebel | 30 g Kokosfett | 400 ml Gemüsebrühe | 400 g Tomatenwürfel (aus der Dose) | 2 TL Kurkuma | 1 TL Currypulver | 1 TL Chilipulver | Salz und Pfeffer | 120 g Couscous

Für 2 Personen | 60 Min. Zubereitung
Pro Portion 592,3 kcal, 16,425 g P, 18,183 g F, 88,733 g KH

1 Die Möhren und die Kartoffeln schälen und in mundgerechte Stücke schneiden. Die Bohnen waschen und putzen.

2 Die Zwiebel schälen, würfeln und in einem Topf im heißen Kokosfett glasig anbraten. Möhren, Kartoffeln und Bohnen kurz mit anbraten.

3 Brühe, Tomaten und Gewürze dazugeben und das Ganze 45 Minuten bei kleiner Hitze zugedeckt schmoren lassen.

4 Couscous nach Packungsanleitung zubereiten und kurz vor dem Servieren unter das Gemüse mischen.

KOKOS-REIS-OMELETT

30 g weißer Reis | 2 Eier | 2 EL Milch (1,5 % Fett) | 10 g Kokosraspel | 2 TL brauner Zucker | Salz | 30 g Kokosfett

Für 2 Personen | 30 Min. Zubereitung
Pro Portion 335,3 kcal, 9,52 g P, 25,3 g F, 17,17 g KH

1 Den Reis in 60 ml kochendes Wasser geben und zugedeckt bei kleiner Hitze etwa 30 Minuten garen. Vom Herd nehmen, etwa 10 Minuten abkühlen und dann abtropfen lassen.

2 Eier, Milch, Kokosraspel, Reis, Zucker und 1 Prise Salz in einer Schüssel verrühren.

3 Die Hälfte vom Kokosfett in einer kleinen beschichteten Pfanne erhitzen. Die Hälfte der Eier-Reis-Mischung darin von beiden Seiten goldbraun backen.
Aus der restlichen Masse auf dieselbe Weise ein zweites Omelett zubereiten.

TIPP

KOCHEN WIE IN MAROKKO

In Marokko wird Couscous traditionell mit mindestens sieben verschiedenen Gemüsen gemacht, wie Zwiebeln, Tomaten, Kartoffeln, Möhren, Spinat, Kichererbsen, Bohnen oder Brokkoli.

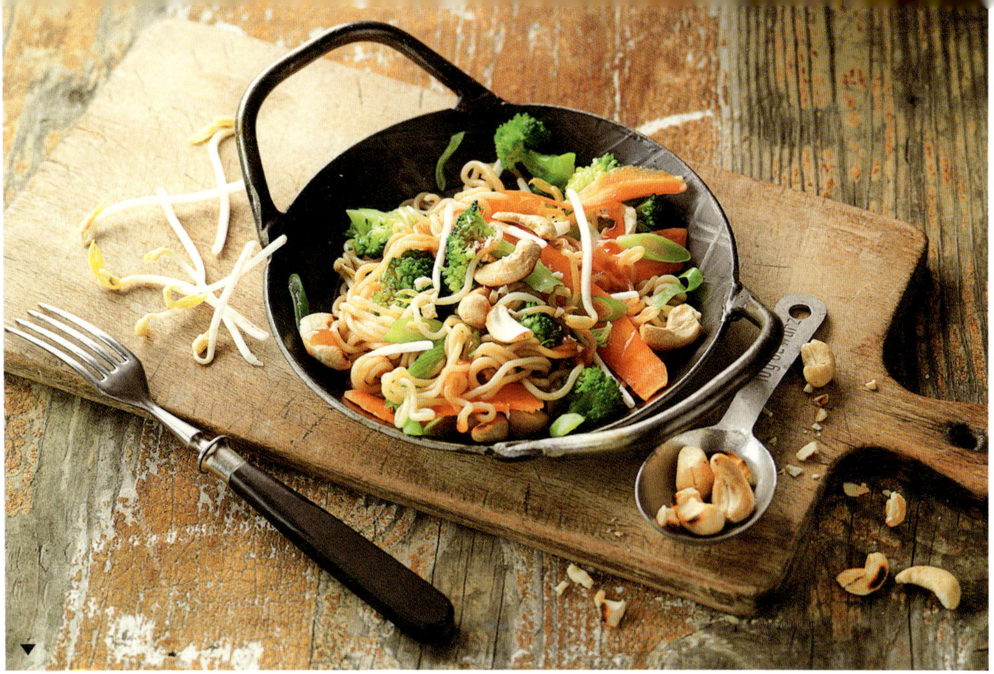

VEGETARISCHE NUDELPFANNE

200 g Mie-Nudeln | Salz | 300 g frische oder TK-Brokkoliröschen | 120 g Möhren | 1 Frühlingszwiebel | 1 kleine Knoblauchzehe | 30 g Cashewkerne | 30 g Kokosfett | 2 EL Sojasoße | 1 EL Sesamöl | 1 gestrichener TL Sambal Oelek | 100 g Mungobohnensprossen

Für 2 Personen | 15 Min. Zubereitung
Pro Portion 690,27 kcal, 21,07 g P, 29,915 g F, 85,018 g KH

1 Mie-Nudeln in Salzwasser aufsetzen und einmal aufkochen. Bei kleiner Hitze zugedeckt etwa 5 Minuten köcheln lassen, dann in ein Sieb abgießen und abtropfen lassen.

2 Die Brokkoliröschen waschen bzw. den Tiefkühl-Brokkoli auftauen lassen.

3 Möhren schälen und mit einem Spargelschäler in dünne Streifen hobeln; Frühlingszwiebel waschen und in feine Ringe schneiden; Knoblauchzehe schälen und fein hacken.

4 Cashewkerne im heißen Kokosfett in einer großen, tiefen Pfanne oder im Wok erhitzen. Möhren und Knoblauch dazugeben und unter Rühren etwa 5 Minuten braten.

5 Frühlingszwiebeln und Brokkoliröschen zufügen und weitere 2 Minuten unter Rühren braten. Mit Sojasoße, Sesamöl und Sambal Oelek abschmecken.

6 Die Sprossen abspülen, abtropfen lassen und mit den gekochten Nudeln unter das Gemüse mischen. Unter ständigem Rühren alles weitere 2 Minuten braten und sofort servieren.

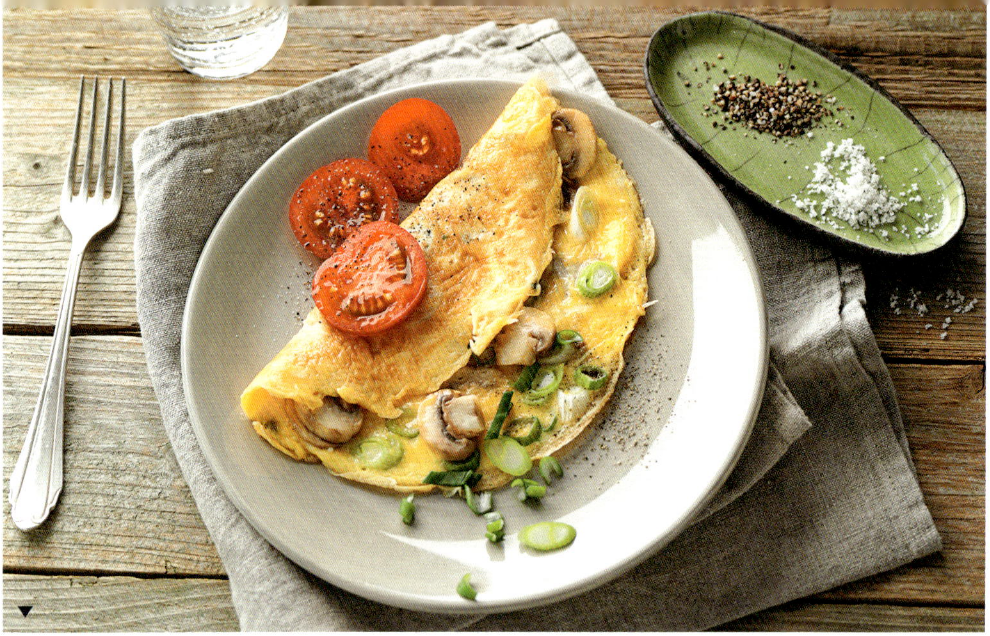

PILZ-OMELETT MIT TOMATEN

2 Frühlingszwiebeln | 300 g Champignons | 2 Tomaten | 30 g Kokosfett | Salz und Pfeffer | 3 Eier | Muskatnuss | 1 EL Mineralwasser mit Kohlensäure

Für 2 Personen | 15 Min. Zubereitung
Pro Portion 317,34 kcal, 16,91 g P, 25,77 g F, 4,37 g KH

1 Die Frühlingszwiebeln waschen und in feine Ringe schneiden.

2 Die Champignons putzen, vierteln und in dünne Scheiben schneiden.

3 Die Tomaten waschen, halbieren, vom Stielansatz befreien und ebenfalls in dünne Scheiben schneiden.

4 Das Kokosfett in einer Pfanne erhitzen und die Frühlingszwiebeln und Pilze darin anbraten. Salzen, pfeffern und unter häufigem Wenden bei mittlerer Hitze 3–4 Minuten weiterbraten.

5 Die Eier mit 1 Prise Salz, Pfeffer, geriebener Muskatnuss und dem Mineralwasser in eine kleine Schüssel geben und mit einem Schneebesen verquirlen.

6 Das verquirlte Ei über das Gemüse in die Pfanne gießen und bei milder Hitze in etwa 3–4 Minuten fest werden (stocken) lassen.

7 Zum Servieren aus der Pfanne gleiten lassen und halbieren. Dazu passen Baguette oder Toastbrot und frischer Blattsalat.

Variante: Statt der Champignons können Sie auch andere Pilze nehmen, etwa Kräuterseitlinge, Austernpilze oder Shiitake-Pilze. Oder Sie mischen verschiedene Pilzarten.

KARTOFFELPUFFER

600 g mehligkochende Kartoffeln | 2 Eier | Salz und Pfeffer | Muskatnuss gerieben | 30 g Kokosfett
Außerdem: 200 g Apfelmus

Für 2 Personen | 15 Min. Zubereitung
Pro Portion 509 kcal, 13,4 g P, 22,12 g F, 67,12 g KH

1 Die Kartoffeln schälen, raspeln und die Flüssigkeit gut ausdrücken.
2 Die Kartoffeln mit Salz, Pfeffer und Muskatnuss würzen, die Eier zugeben und alles gut durchmischen.
3 Puffer formen und in einer Pfanne im heißen Kokosfett von beiden Seiten goldbraun ausbacken. Mit dem Apfelmus servieren.

TIPP

SO GELINGT'S
Für Kartoffelpuffer muss die Flüssigkeit aus den geraspelten Kartoffeln gut ausgedrückt werden, damit die Puffer beim Backen nicht auseinanderfallen. Dazu wickelt man die Kartoffelraspel in ein Küchentuch und drückt sie mit den Händen aus.

KARTOFFELGULASCH

500 g vorwiegend festkochende Kartoffeln | 2 Paprikaschoten | 1 Zwiebel | 30 g Kokosfett | 800 g Tomatenwürfel (aus der Dose) | je 2 TL Paprikapulver und Chilipulver | Salz und Pfeffer

Für 2 Personen | 30 Min. Zubereitung
Pro Portion 633,45 kcal, 16,183 g P, 18,34 g F, 100,138 g KH

1 Die Kartoffeln waschen, schälen und in mundgerechte Würfel schneiden.
2 Die Paprikaschoten waschen, halbieren, Stängel, Kerne und weiße Innenhäute entfernen und das Fruchtfleisch ebenfalls würfeln.
3 Die Zwiebel schälen und nicht zu klein würfeln. Die Zwiebel im heißen Kokosfett in einem Topf glasig anbraten, die Paprika- und Kartoffelwürfel zugeben und kurz mitbraten.
4 Die Tomaten dazugießen, die Gewürze untermischen und alles mindestens 20 Minuten bei milder Hitze köcheln lassen.
Sie können das Kartoffelgulasch als eigenständiges Gericht servieren oder zu Gemüsebratlingen oder gebratenem Tofu reichen.

Variante: Verteilen Sie das Gulasch auf 2 Teller und geben Sie auf jede Portion einen Klecks Sauerrahm oder Naturjoghurt und streuen Sie gehackte frische Kräuter darüber.

KICHERERBSEN-EINTOPF

1 Dose Kichererbsen (Abtropfgewicht ca. 265 g) | 250 g TK-Blattspinat | 150 g Schafskäse | 1 Zwiebel | 30 g Kokosfett | 400 g Tomatenwürfel (aus der Dose) | 1 TL Paprikapulver | Salz und Pfeffer

Für 2 Personen | 25 Min. Zubereitung
Pro Portion 553,8 kcal, 25,785 g P, 34,408 g F, 32,108 g KH

1 Die Kichererbsen abgießen, den Spinat auftauen lassen; den Schafskäse in mundgerechte Stücke schneiden.

2 Die Zwiebel würfeln und im heißen Kokosfett im Topf glasig anbraten.

3 Tomaten, Spinat und abgetropfte Kichererbsen in den Topf geben. Das Gemüse mit Paprikapulver, Salz und Pfeffer würzen und bei kleiner Hitze 15 Minuten schmoren lassen.

4 Den Schafskäse zugeben und 5 Minuten erwärmen.

TIPP

FÜR VEGANER

Der Kichererbseneintopf schmeckt auch in der veganen Variante. Ersetzen Sie dafür einfach den Schafskäse durch die gleiche Menge an Tofu.

KARTOFFELGRATIN

600 g vorwiegend festkochende Kartoffeln | 1 Knoblauchzehe | 200 ml Cremefine (7 % Fett) | 30 g Kokosfett | Salz | Pfeffer | Muskatnuss | 1,5 TL Thymian | 100 ml Milch (1,5 % Fett) | 30 g Parmesankäse

Für 2 Personen | 55 Min. Zubereitung
Pro Portion 526,9 kcal, 14,575 g P, 27,923 g F, 60,708 g KH

1 Den Backofen auf 225° (Umluft 200°, Gas Stufe 3 – 4) vorheizen.

2 Die Kartoffeln waschen und schälen, in ca. 5 mm dünne Scheiben schneiden und in die gefettete Auflaufform schichten.

3 Knoblauch fein hacken und mit Cremefine, Kokosfett, Salz, Pfeffer, 1 Prise frisch geriebener Muskatnuss, Thymian und Milch verrühren.

4 Die Mischung über die Kartoffeln gießen und im Backofen ca. 45 Minuten backen.

5 Inzwischen den Parmesan fein reiben. Nach 35 Minuten Backzeit den Käse über die Kartoffeln streuen und das Gratin weitere 10 Minuten fertigbacken. Es ist fertig, wenn die Kartoffeln weich sind und die Flüssigkeit aufgesogen ist. Die Oberfläche sollte leicht gebräunt sein. Dazu passen ein frischer Blattsalat und Gemüsebratlinge.

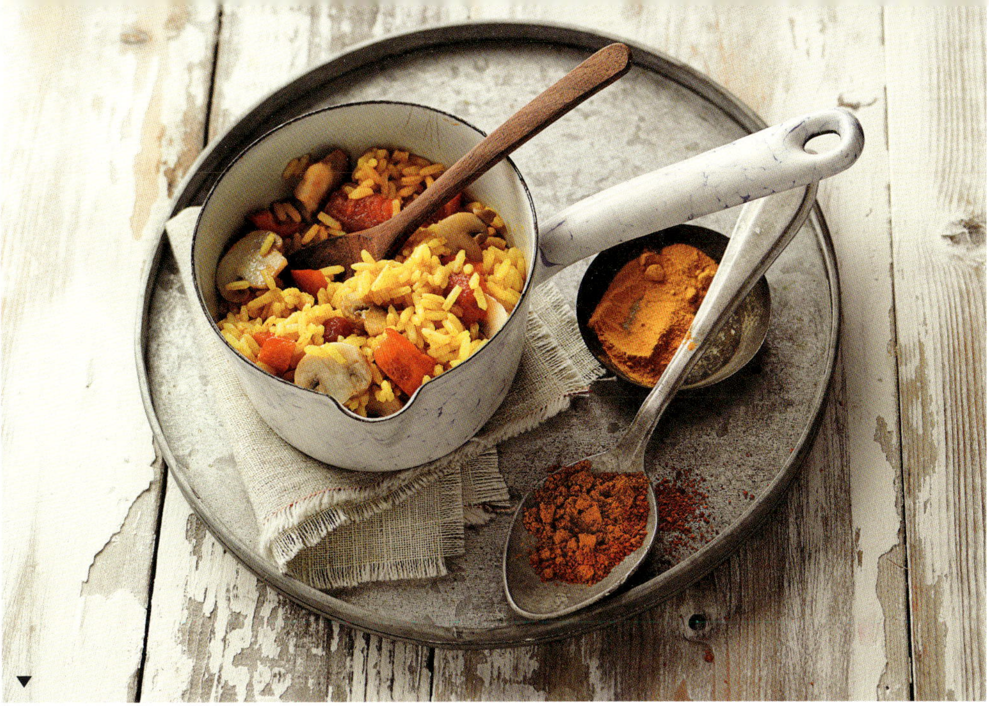

REISTOPF MIT PAPRIKA UND CHAMPIGNONS

2 rote Paprikaschoten (je 150 g) | 1 Zwiebel | 300 g Champignons | 30 g Kokosfett | 400 g Tomatenwürfel (aus der Dose) | 70 g weißer Reis | Salz und Pfeffer | 2 TL Kurkuma | 1 TL Chilipulver | 1 TL Currypulver

Für 2 Personen | 35 Min. Zubereitung
Pro Portion 413,9 kcal, 11,73 g P, 18,073 g F, 49,433 g KH

1 Die Paprikaschoten waschen, halbieren und die Stängel, Kerne und weißen Innenhäute entfernen, dann das Fruchtfleisch in kleine Würfel schneiden.

2 Die Zwiebel schälen und würfeln.

3 Die Champignons waschen und würfeln.

4 Das Kokosfett in einem Topf erhitzen und die Zwiebel, die Champignons und die Paprika darin anbraten.

5 Die Tomatenwürfel aus der Dose dazuschütten und den Reis untermischen. Mit Salz, Pfeffer und den Gewürzen abschmecken.

6 Bei mittlerer Hitze ca. 25 Minuten köcheln lassen, bis der Reis gar ist.

Variante: Statt der Tomatenwürfel können Sie auch eine Dose Kokosmilch angießen und den Reis darin garen. Dann sollten Sie aber gegen Ende der Garzeit testen, ob die Flüssigkeit noch reicht, sonst bleibt der Reis hart. Bei Bedarf etwas warmes Wasser angießen.

Bereiten Sie Nudelgerichte mit Kokosfett und viel Gemüse zu, dann passen diese leicht verdaulichen Kohlenhydrate auch zur neuen ketogenen Ernährungsform.

PASTA MIT BOLOGNESE

1 Zwiebel | 150 g Möhren | 1 Knoblauchzehe | 30 g Kokosfett | 250 g gemischtes Hackfleisch | 10 g Tomatenmark | 400 g Tomatenwürfel (Dose) | 1 Lorbeerblatt | 1 Körnchen Piment | 1 TL Oregano | ½ TL Thymian | Paprikapulver | Salz und Pfeffer | 200 g Nudeln

Für 2 Personen | 45 Min. Zubereitung
Pro Portion 857,25 kcal, 37,405 g P, 38,59 g F, 90,44 g KH

1 Die Zwiebel und die Möhren schälen und würfeln; Knoblauch schälen und klein hacken.
2 Kokosfett in einem Topf erhitzen und die Zwiebel darin glasig anbraten.
3 Hackfleisch dazugeben und krümelig braten.
4 Knoblauch, Möhren und Tomatenmark zugeben und kurz mitbraten.
5 Die Tomatenwürfel dazugießen, Lorbeerblatt, Piment und Gewürze untermischen und alles mindestens 30 Minuten bei kleiner Hitze köcheln lassen.
6 Die Nudeln nach Packungsanweisung in Salzwasser kochen, abgießen und mit der Hackfleischsoße mischen.

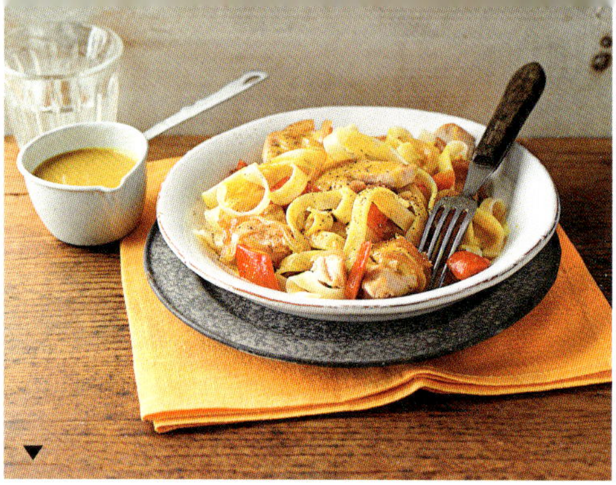

TAGLIATELLE MIT HÄHNCHEN-CURRY

1 Zwiebel | 1 rote Paprikaschote | 200 g Hähnchengeschnetzeltes | 30 g Kokosfett | 1 TL Currypulver | 100 ml Brühe | 200 ml Kokosmilch | Salz und Pfeffer | 160 g Tagliatelle (möglichst aus Vollkorn)

Für 2 Personen | 35 Min. Zubereitung
Pro Portion 744,15 kcal, 36,96 g P, 35,568 g F, 69,893 g KH

1 Die Zwiebel schälen und würfeln; die Paprikaschote waschen, Stängel, Kerne und weiße Innenhäute entfernen und die Schote würfeln.
2 Das Hähnchenfleisch im heißen Kokosfett anbraten, Currypulver, Zwiebel- und Paprikawürfel zugeben und kurz mitbraten. Mit Brühe und Kokosmilch ablöschen und ca. 20 Minuten köcheln lassen. Mit Salz und Pfeffer würzen.
3 Nudeln nach Packungsanweisung in Salzwasser kochen, dann abgießen und mit dem Hähnchen-Curry mischen und servieren.

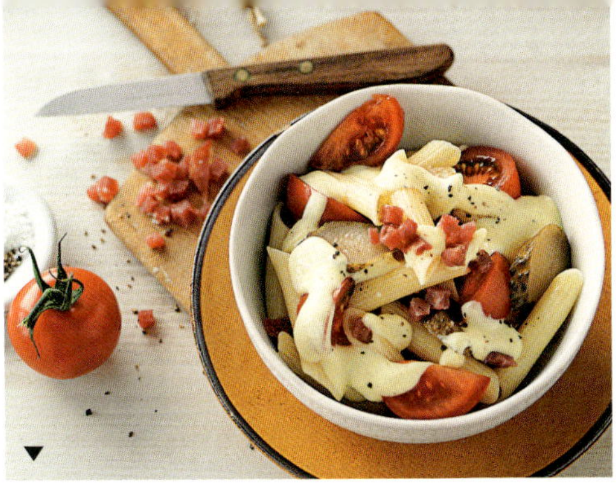

NUDELSALAT MIT JOGHURT-SENF-DRESSING

180 g Penne | Salz | 2 Tomaten | 2–3 Essiggurken | 100 g roher Schinken | 180 g Joghurt (1,5 % Fett) | 30 g Kokosfett | 2–3 TL scharfer Senf | Pfeffer

Für 2 Personen | 15 Min. Zubereitung
Pro Portion 589,04 kcal, 28,428 g P, 20,128 g F, 75,488 g KH

1 Penne nach Packungsanweisung in Salzwasser kochen und abgießen.

2 Die Tomaten waschen, den Stielansatz entfernen und die Tomaten würfeln.

3 Die Essiggurken in Scheiben schneiden; den Schinken würfeln.

4 Für das Dressing den Joghurt mit Kokosfett und Senf verrühren und mit Salz und Pfeffer würzen.

5 Alle Zutaten in eine große Salatschüssel geben und vermischen.

GRIECHISCHER KRITHARAKI-AUFLAUF

2 rote Paprikaschoten | 1 Zwiebel | 60 g Schafskäse | 100 g Kritharaki (griechische Reisnudeln) | Salz | 200 g Rinder-Hackfleisch | 30 g Kokosfett | 200 g Tomatenwürfel (Dose) | 20 g Tomatenmark | 1 TL Paprikapulver | 1 TL Chilipulver | Thymian | Oregano | Peffer

Für 2 Personen | 50 Min. Zubereitung
Pro Portion 715,1 kcal, 31,32 g P, 40,223 g F, 55,923 g KH

1 Den Backofen auf 200° (Umluft 180°, Gas Stufe 3) vorheizen.

2 Die Paprikaschoten waschen, halbieren, die Stängel, Kerne und weißen Innenhäute entfernen und das Fruchtfleisch würfeln; die Zwiebel schälen und würfeln; den Käse würfeln.

3 Kritharaki nach Packungsanweisung in Salzwasser kochen und abgießen.

4 Das Hackfleisch im heißen Kokosfett in einem Topf krümelig braten. Das klein geschnittene Gemüse zugeben und kurz mitbraten.

5 Tomaten, Tomatenmark, Gewürze und Salz nach Bedarf zugeben und ca. 10 Minuten köcheln lassen.

6 Die Nudeln mit der Soße mischen und in eine Auflaufform geben, den Käse darüberstreuen und den Auflauf im Backofen 25 Minuten lang überbacken.

PASTA MIT RÄUCHERLACHS

200 g Pasta | Salz | 1 kleine Zwiebel | 30 g Kokosfett | 150 ml Gemüsebrühe | 50 ml Schlagsahne | Pfeffer | 100 g Räucherlachs | 1 EL frischer Dill

Für 2 Personen | 20 Min. Zubereitung
Pro Portion 670,3 kcal, 23,745 g P, 31,405 g F, 76,79 g KH

1 Nudeln in Salzwasser kochen und abgießen.
2 Zwiebel schälen, würfeln und im heißen Kokosfett in einer Pfanne glasig braten; mit der Brühe ablöschen, Sahne zugeben und mit Salz und Pfeffer abschmecken.
3 Soße sämig einköcheln lassen, dann zerkleinerten Räucherlachs und Dill untermischen.
4 Nudeln und Soße mischen und servieren.

TIPP

BASILIKUMPESTO

Schnelle Soße zu allen Pasta-Arten: 20 g Pinienkerne in einer Pfanne ohne Fett anrösten. 60 g Basilikumblätter und 1 Knoblauchzehe grob hacken und mit 40 g geriebenem Parmesan und den Pinienkernen im Mixer zerkleinern. 40 g Kokosfett, 2 EL Olivenöl, Salz und Pfeffer zugeben und noch mal mixen.

SPAGHETTI MIT TOMATEN-THUNFISCH-SOSSE

1 Knoblauchzehe | 1 kleine Zwiebel | 1 Dose Thunfisch im eigenen Saft (Abtropfgewicht ca. 150 g) | 30 g Kokosfett | 400 g passierte Tomaten | Salz und Pfeffer | ½ TL Chiliflocken | ½ TL Thymian | 1 TL Oregano | 200 g Spaghetti

Für 2 Personen | 30 Min. Zubereitung
Pro Portion 645,9 kcal, 34,6 g P, 19,203 g F, 86,218 g KH

1 Den Knoblauch schälen und fein hacken; die Zwiebel schälen und würfeln.
2 Den Thunfisch in einem Sieb abtropfen lassen und dabei mit einer Gabel in kleine Stücke zerpflücken.
3 Kokosfett in einem Topf erhitzen und Knoblauch und Zwiebel darin anbraten.
4 Die passierten Tomaten zufügen, mit Salz, Pfeffer, Chiliflocken, Thymian und Oregano würzen und alles 15 Minuten bei mittlerer Hitze kochen lassen.
5 Dann den Thunfisch unter die Tomaten heben und weitere 5 Minuten kochen lassen.
6 Spaghetti nach Packungsanweisung in Salzwasser kochen und abgießen.
7 Die Nudeln mit der Soße mischen und sofort servieren.

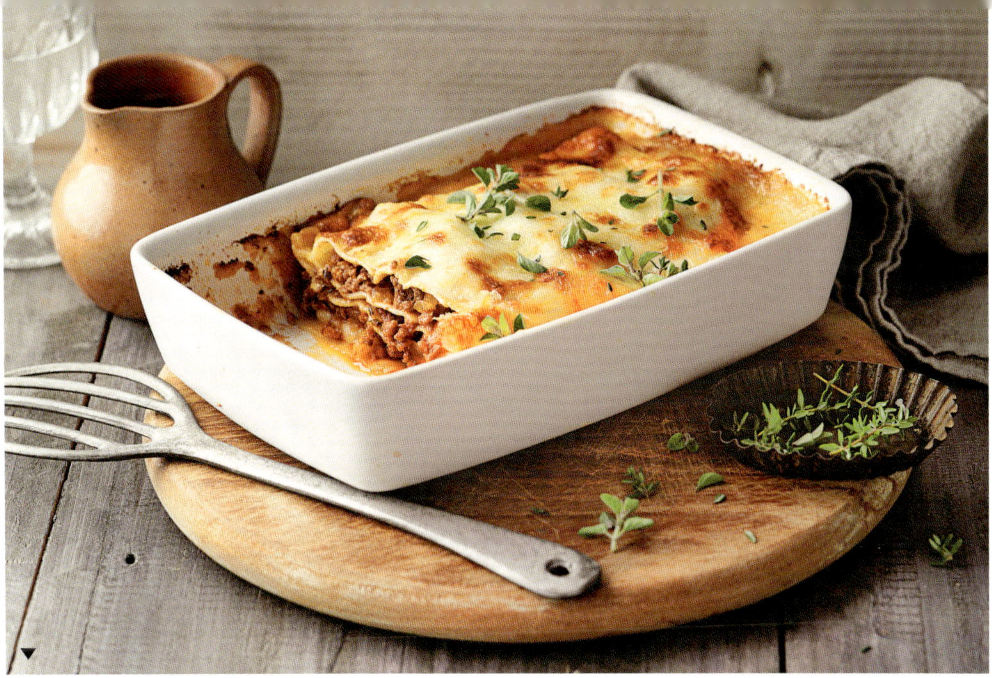

LASAGNE

1 Möhre (ca. 100 g) | 1 Zwiebel | 1 Knoblauchzehe | 20 g Kokosfett | 200 g Rinder-Hackfleisch | 400 g passierte Tomaten | Salz | Pfeffer | 1 TL Oregano | 1 TL Thymian | 5 g Zucker
Für die Béchamelsoße: 10 g Kokosfett | 20 g Mehl | 250 ml Milch (1,5 % Fett) | Salz
Außerdem: 6 Lasagneblätter | ½ Kugel Mozzarella (ca. 60 g)

Für 2 Personen | 70 Min. Zubereitung
Pro Portion 788,5 kcal, 37,005 g P, 40,793 g F, 66,592 g KH

1 Den Backofen auf 180° (Umluft 160°, Gas Stufe 2) vorheizen.

2 Möhre, Zwiebel und Knoblauch schälen und in Würfel schneiden.

3 Kokosfett in einem Topf erhitzen, die Gemüsewürfel anbraten, das Hackfleisch zugeben und krümelig braten.

4 Die passierten Tomaten angießen und alles mit Salz, Pfeffer, Oregano, Thymian und dem Zucker würzen.

5 Für die Béchamelsoße das Kokosfett in einem Topf zerlassen, Mehl einrühren und kurz anschwitzen, dann unter Rühren nach und nach die Milch zugießen. Die Soße mit Salz abschmecken und einmal aufkochen lassen.

6 Auflaufform oder Kastenform für Kuchen abwechselnd mit Tomatensoße, Lasagneblättern, Béchamelsoße und wieder Lasagneblättern belegen, bis alle Zutaten verbraucht sind.

7 Den Mozzarella in Scheiben schneiden und als oberste Schicht auflegen; im Backofen ca. 45 Minuten überbacken.

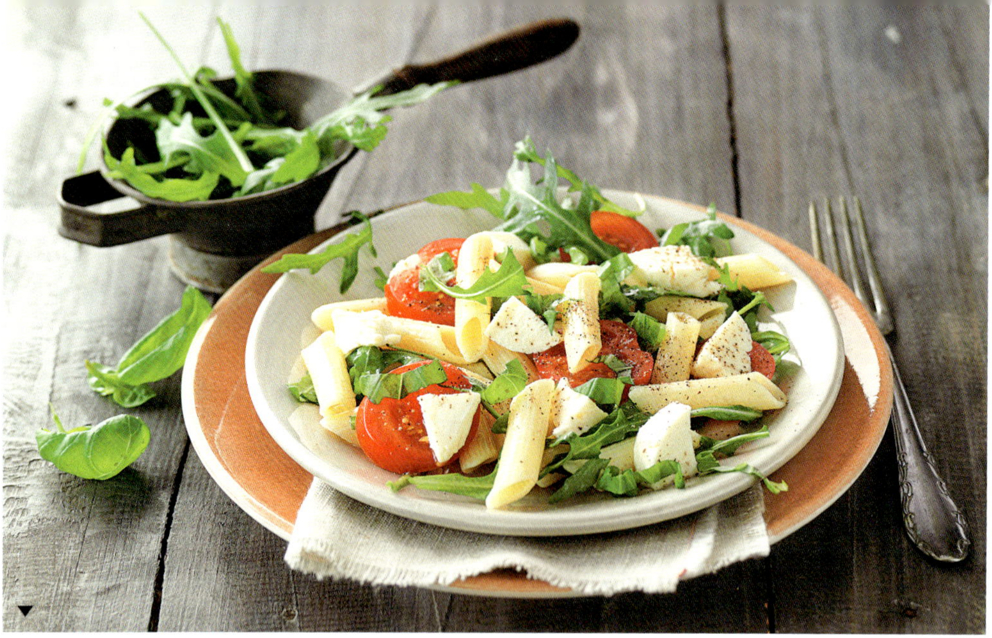

MEDITERRANER NUDELSALAT

160 g Penne | Salz | 50 g Rucola | 2 Tomaten | 1 Kugel Mozzarella (125 g) | 30 g Kokosfett | ca. 50 ml dunkler Balsamicoessig | Salz | Pfeffer und frische Kräuter nach Belieben (z. B. Petersilie und Basilikum)

Für 2 Personen | 15 Min. Zubereitung
Pro Portion 603,575 kcal, 23,05 g P, 28,378 g F, 65,123 g KH

1 Penne in Salzwasser kochen und abgießen.

2 Rucola und Tomaten waschen, den Stielansatz der Tomaten entfernen und Tomaten würfeln; den Mozzarella ebenfalls würfeln.

3 Alles mit den Nudeln mischen.

4 Für das Dressing Kokosfett mit Balsamicoessig verquirlen, mit Salz, Pfeffer und Kräutern abschmecken und über den Salat geben.

SPAGHETTI CARBONARA

100 ml Schlagsahne | 1 Ei | 30 g geriebener Parmesan | Salz und Pfeffer | 100 g roher Schinken | 30 g Kokosfett | 200 g Spaghetti

Für 2 Personen | 20 Min. Zubereitung
Pro Portion 796,3 kcal, 35,1 g P, 41,51 g F, 76,06 g KH

1 Sahne, Ei und Parmesan miteinander verquirlen und mit Salz und Pfeffer würzen.

2 Schinken würfeln und in einer Pfanne im heißen Kokosfett anbraten. Nudeln nach Packungsanleitung in Salzwasser kochen, abgießen, sofort zum Schinken in die Pfanne geben und diese von der Kochstelle ziehen.

3 Die Eier-Sahne-Mischung sofort darübergießen und alles durchmischen, bis die Soße gebunden ist (nicht mehr kochen!).

FLEISCH

Die saure Wirkung von Fleischgerichten gleichen Sie durch reichliche Gemüse- und Kräuterzutaten sowie Salatbeilagen aus.

CHILI CON CARNE

1 rote Paprikaschote | 1 Dose Kidneybohnen (Abtropfgewicht 250 g) | 1 Zwiebel | 30 g Kokosfett | 250 g gemischtes Hackfleisch | 400 g Tomatenwürfel (aus der Dose) | 2 TL Paprikapulver | 2 TL Chilipulver | 1 Lorbeerblatt | Salz und Pfeffer | Tabasco-Soße nach Belieben

Für 2 Personen | 45 Min. Zubereitung
Pro Portion 664,15 kcal, 35,285 g P, 38,128 g F, 38,133 g KH

1 Die Paprikaschote waschen, halbieren, den Stängel, die Kerne und die weißen Innenhäute entfernen und das Fruchtfleisch würfeln.

2 Die Kidneybohnen abgießen.

3 Die Zwiebel schälen, würfeln und im heißen Kokosfett in einem Topf glasig anbraten.

4 Das Hackfleisch dazugeben und krümelig braten.

5 Die Tomatenwürfel dazugießen, die Paprikawürfel und Kidneybohnen dazugeben, Gewürze, Lorbeerblatt und bei Bedarf Tabasco untermischen und alles bei kleiner bis mittlerer Hitze mindestens 30 Minuten köcheln lassen.

6 Dazu passt Reis oder frisches Brot.

GULASCH MIT REIS

1 Zwiebel | 1 rote Paprikaschote | 1 gelbe Paprikaschote | 250 g Rindfleisch | 30 g Kokosfett | 400 g passierte Tomaten | 4 TL edelsüßes Paprikapulver | 1 TL Thymian | 1 TL Majoran | Salz und Pfeffer | 1 Lorbeerblatt | 140 g Vollkornreis

Für 2 Personen | 70 Min. Zubereitung
Pro Portion 666 kcal, 36,94 g P, 21,963 g F, 77,243 g KH

1 Die Zwiebel schälen und in dünne Ringe schneiden.

2 Die Paprikaschoten waschen, halbieren, die Stängel, Kerne und weißen Innenhäute entfernen und das Fruchtfleisch in Streifen schneiden.

3 Das Rindfleisch würfeln und im heißen Kokosfett in einem Topf anbraten; die Zwiebeln und die Paprika mit anschwitzen.

4 Die passierten Tomaten dazugeben, das Ganze mit Paprikapulver, Thymian, Majoran, Salz, Peffer und dem Lorbeerblatt würzen und 1 Stunde schmoren lassen.

5 Den Reis inzwischen nach Packungsanweisung in Salzwasser garen.

6 Das Gulasch mit dem Reis auf 2 Tellern anrichten und servieren.

Variante: Sie verleihen dem Gulasch einen exotischen Touch, wenn Sie Rosinen oder getrocknete Aprikosen mitkochen und zum Schluss noch mit etwas Zimt würzen.

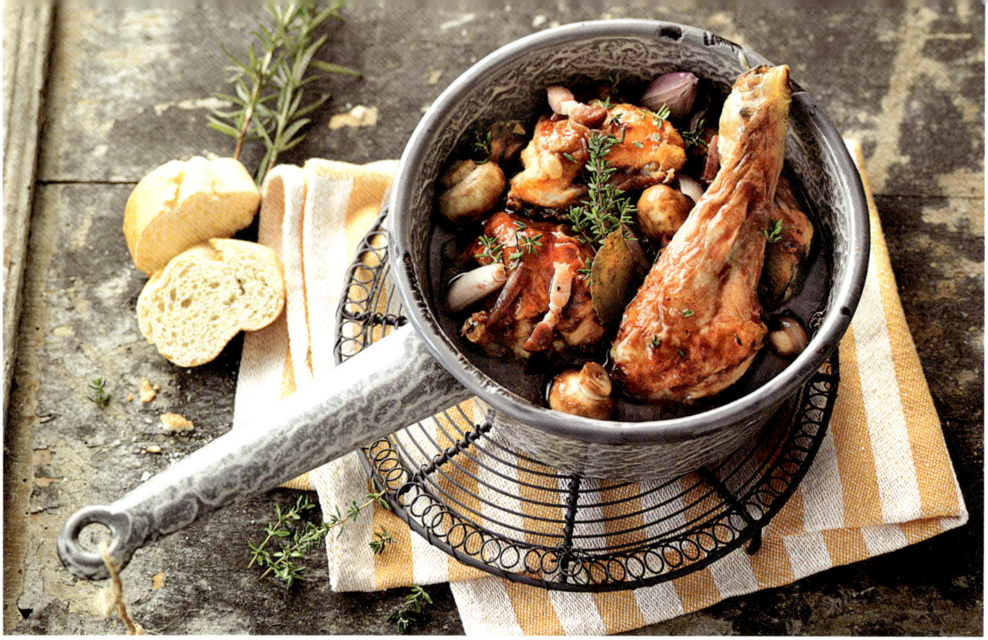

COQ AU VIN

1 Hähnchen (ca. 1,2 kg) | 30 g Mehl | 200 g Schalotten | 2 Knoblauchzehen | 200 g kleine Champignons | 100 g durchwachsener Speck | 45 g Kokosfett | 4 cl Cognac | 750 ml Rotwein | 1 Lorbeerblatt | 1 TL Thymian | 1 TL Rosmarin | Salz und Pfeffer

Für 4 Personen | 140 Min. Zubereitung
Pro Portion 835,85 kcal, 61,433 g P, 40,248 g F, 14,858 g KH

1 Das Hähnchen in 8 Teile zerlegen und mit dem Mehl bestäuben.

2 Schalotten und Knoblauch schälen und grob hacken; die Champignons putzen; den Speck in Streifen schneiden.

3 15 g des Kokosfetts in einem Topf erhitzen und die Schalotten, den Speck und die Champignons bei mittlerer Hitze braten. Dann aus dem Topf nehmen und zur Seite stellen.

4 Das restliche Kokosfett im selben Topf erhitzen und die Hähnchenstücke darin rundherum kräftig anbraten.

5 Mit Cognac ablöschen und aufkochen; Rotwein dazugießen, Schalotten, Speck und Champignons dazugeben, mit Kräutern, Salz, Pfeffer und dem Knoblauch würzen und alles zugedeckt 1 Stunde bei milder Hitze schmoren.

6 Hähnchen, Schalotten, Champignons und Speck herausnehmen, die Soße durch ein Sieb gießen und bei starker Hitze einköcheln lassen; gegebenenfalls nachwürzen.

7 Hähnchen, Schalotten, Champignons und Speck wieder in den Topf legen und weitere 30 Minuten garen.

8 Coq au Vin mit Baguette servieren.

CURRY-FRIKADELLEN MIT KOKOS-GEMÜSE

1 rote Paprikaschote | 150 g Brokkoliröschen | 1 Frühlingszwiebel | 1 cm frischer Ingwer | 1 Knoblauchzehe | ½ altes Brötchen | 250 g gemischtes Hackfleisch | 1 Dose Ananasstücke (ungezuckert, Abtropfgewicht 150 g) | 1 Ei | Salz | Pfeffer | 2 TL Currypulver | 30 g Kokosfett | 100 g Sojasprossen | 200 ml Kokosmilch | Sojasoße

Für 2 Personen | 30 Min. Zubereitung
Pro Portion 801,25 kcal, 34,43 g P, 58,065 g F, 30,32 g KH

1 Den Backofen auf 100° (Umluft 80°, Gas Stufe 1 – 2) vorheizen.

2 Das Gemüse waschen; die Paprikaschote vierteln, entkernen und würfeln; die Brokkoliröschen klein schneiden.

3 Die Frühlingszwiebel putzen und in Ringe schneiden. Ingwer und Knoblauch schälen und fein hacken.

4 Das Brötchen in lauwarmem Wasser einweichen.

5 Das Hackfleisch mit den fein zerkleinerten Ananasstücken, dem Ei, der Hälfte des Ingwers und dem gut ausgedrückten Brötchen verkneten und mit Salz, Pfeffer und Curry würzen.

6 Aus der Masse Frikadellen formen und diese in einer Pfanne im heißen Kokosfett rundherum goldbraun braten, dann im vorgeheizten Ofen warm halten.

7 Gemüse und Sojasprossen mit dem Knoblauch und dem übrigen Ingwer in die Pfanne geben und anschwitzen. Mit der Kokosmilch ablöschen und bei mittlerer Hitze ca. 10 Minuten köcheln lassen. Mit Pfeffer und Sojasoße abschmecken.

CURRY-GESCHNETZELTES MIT REIS

130 g weißer Reis | Salz | 250 g Putenfleisch | 1 Zwiebel | 30 g Kokosfett | 15 g Mehl | 1 EL Currypulver | 10 g Tomatenmark | 250 ml Hühnerbrühe | 75 g Crème fraîche | Pfeffer

Für 2 Personen | 35 Min. Zubereitung
Pro Portion 670,6 kcal, 37,464 g P, 30,31 g F, 60,372 g KH

1 Den Reis nach Packungsanweisung in Salzwasser kochen.

2 Putenfleisch in Streifen schneiden; Zwiebel schälen und würfeln.

3 Fleisch im heißen Kokosfett anbraten, die Zwiebel zugeben und mitbraten.

4 Mehl, Curry und Tomatenmark zufügen und kurz mitschwitzen.

5 Mit der Hühnerbrühe ablöschen und 10 Minuten köcheln lassen.

6 Crème fraîche einrühren und mit Salz und Pfeffer abschmecken. Das Geschnetzelte mit dem Reis servieren.

HÄHNCHEN-SATÉ

100 g Basmatireis | Salz | 250 g Hähnchenbrustfilet | 1 Knoblauchzehe | 1 Prise Chiliflocken | 30 g Kokosfett | 2 EL Sojasoße | 150 g Zuckerschoten | 1 TL Sesamöl

Für 2 Personen | 35 Min. Zubereitung
Pro Portion 517,6 kcal, 36,965 g P, 20,148 g F, 46,293 g KH

1 Den Basmatireis nach Packungsanweisung in Salzwasser garen.

2 Das Hähnchenbrustfilet in dünne Streifen schneiden.

3 Den Knoblauch hacken und in einer Schüssel mit Chiliflocken, Kokosfett und Sojasoße mischen und darin das Fleisch mindestens 10 Minuten marinieren.

4 Die Fleischstreifen wellenartig auf Schaschlikspieße stecken und in einer heißen Pfanne rundherum anbraten.

5 Die Zuckerschoten in kleine Stücke schneiden und im heißen Sesamöl anbraten; mit dem Basmatireis mischen.

6 Die Hähnchenspieße mit dem Zuckerschotenreis servieren.

Variante: Mischen Sie zusätzlich unter die Fleischmarinade Erdnussmus und geriebenen Ingwer. Sie können das Hähnchenfleisch auch ersetzen durch Lamm- oder Rindfleisch.

HÄHNCHENKEULEN MIT ROSMARINKARTOFFELN

500 g festkochende Kartoffeln | 30 g Kokosfett | Salz und Pfeffer | 1 EL Paprikapulver | 2 EL Rosmarin | 2 Hähnchenkeulen (mit Knochen je ca. 300 g)

Für 2 Personen | 75 Min. Zubereitung
Pro Portion 665,3 kcal, 60,9 g P, 27,01 g F, 44,25 g KH

1 Den Backofen auf 180° (Umluft 160°, Gas Stufe 3) vorheizen.

2 Die Kartoffeln waschen, schälen und in mundgerechte Würfel schneiden.

3 Die Hälfte des Kokosfetts mit Salz und Pfeffer stark würzen, mit dem Paprikapulver verrühren und die Hähnchenschenkel damit einreiben oder einpinseln.

4 Die andere Hälfte des Kokosfetts ebenfalls mit Salz und Pfeffer würzen, die Rosmarinnadeln klein schneiden und ebenfalls unter das Kokosfett mischen und dann die Kartoffelwürfel damit einreiben.

5 Hähnchenkeulen und Kartoffeln in eine Auflaufform geben und im vorgeheizten Backofen insgesamt 50 – 60 Minuten braten. Dazwischen immer mal wieder mit einem Pinsel das Bratfett auf den Hähnchenkeulen verteilen.

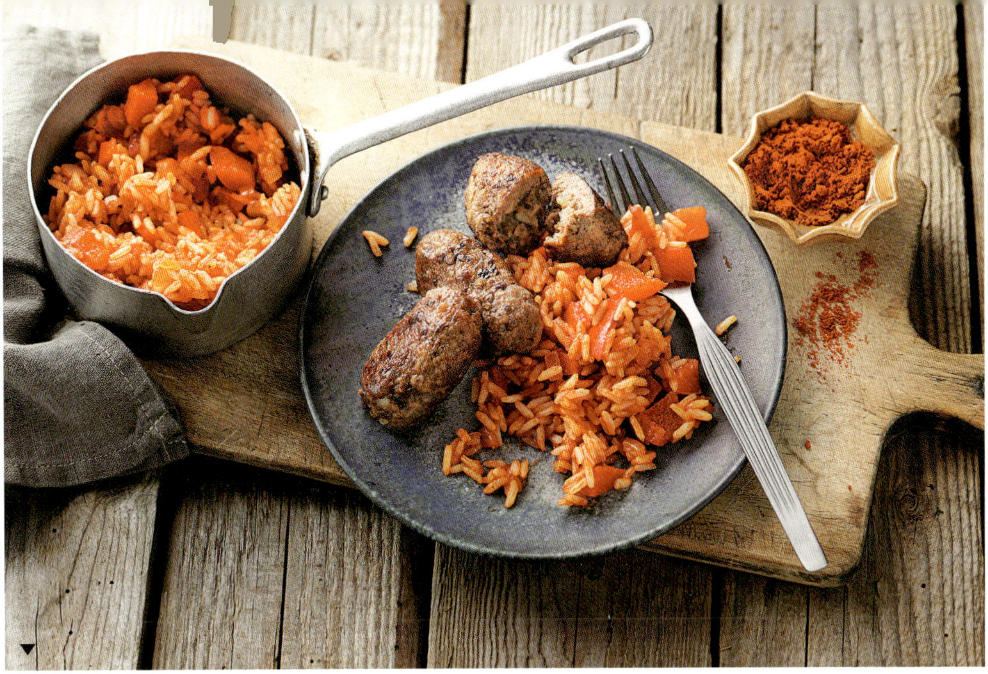

CEVAPCICI MIT DJUVEC-REIS

Für den Reis: 1 rote Paprikaschote | 1 Zwiebel | 1 Knoblauchzehe | 15 g Kokosfett | 100 g Langkornreis | 10 g Tomatenmark | 1 EL Paprikapulver | 300 ml Geflügelbrühe | 200 g Tomatenwürfel (aus der Dose)
Für die Cevapcici: 1 Knoblauchzehe | 250 g Rinder-Hackfleisch | 1 TL Backpulver | Salz und Pfeffer | 1 TL Paprikapulver | 10 g Ajvar | 20 g Kokosfett

Für 2 Personen | 50 Min. Zubereitung
Pro Portion 687,45 kcal, 28,28 g P, 38,39 g F, 54,19 g KH

1 Für den Reis die Paprikaschote waschen, halbieren, Stängel, Kerne und weiße Innenhäute entfernen und das Fruchtfleisch würfeln.

2 Die Zwiebel schälen und fein würfeln, den Knoblauch schälen und fein hacken.

3 Kokosfett in einem Topf erhitzen und die Zwiebel-, Knoblauch- und Paprikawürfel darin anbraten.

4 Den Reis dazugeben und das Tomatenmark sowie das Paprikapulver unterrühren. Die Brühe und die Tomatenwürfel angießen und das Ganze aufkochen.

5 Zugedeckt bei mittlerer Hitze unter mehrmaligem Rühren 25 Minuten garen.

6 Für die Cevapcici den Knoblauch schälen und fein hacken. Das Hackfleisch mit dem Knoblauch, Backpulver, Salz, Pfeffer, Paprikapulver und Ajvar mischen.

7 Aus der Masse Würstchen formen und im heißen Kokosfett in einer Pfanne rundherum braun anbraten. Mit dem Reis anrichten.

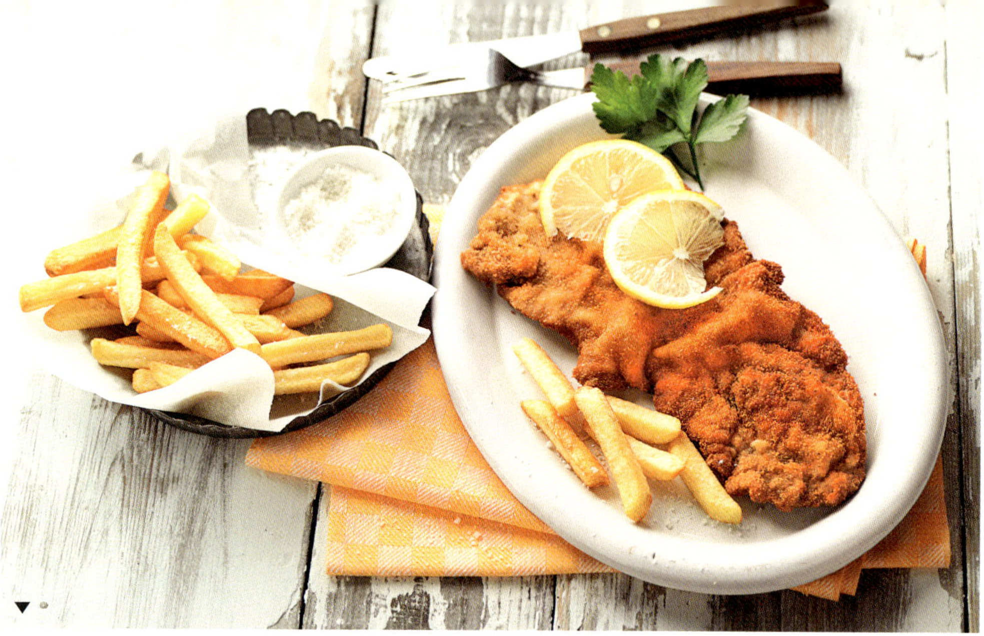

WIENER SCHNITZEL MIT BACKOFEN-POMMES

Für die Pommes frites: 400 g vorwiegend festkochende Kartoffeln | 30 g Kokosfett | 1 TL Kurkuma | Salz
Für die Schnitzel: 2 Kalbsschnitzel (je 150 g) | 1 Ei | Salz und Pfeffer | ca. 40 g Semmelbrösel | ca. 20 g Mehl | 30 g Kokosfett
Außerdem: 1 unbehandelte Zitrone

Für 2 Personen | 45 Min. Zubereitung
Pro Portion 743,3 kcal, 42,78 g P, 38,93 g F, 57,19 g KH

1 Die Kartoffeln waschen, schälen und in Stifte schneiden; in einer Schüssel mit Kokosfett, Kurkuma und Salz mischen. Die Kartoffelstifte auf einem Backblech verteilen und im Backofen bei 220° (Umluft 200°, Gas Stufe 3 – 4) ca. 35 Minuten lang backen (dabei mehrmals wenden).

2 Die Kalbsschnitzel flach klopfen, jedoch nicht flacher als ca. 6 mm.

3 Das Ei in einer flachen Schale mit einer Gabel verquirlen und mit Salz und Pfeffer würzen; in einer weiteren flachen Schale die Semmelbrösel bereitstellen.

4 Die Schnitzel mit Mehl bestäuben, durch die Eimasse ziehen und in den Semmelbröseln wenden. Dann die Schnitzel im heißen Kokosfett in einer Pfanne von beiden Seiten goldbraun ausbacken.

5 Die Zitrone heiß abwaschen, trocknen und vierteln.

6 Die Schnitzel auf einer Platte mit den Zitronenvierteln anrichten und zusammen mit den Pommes frites servieren.

SALTIMBOCCA

4 kleine Kalbsschnitzel (je 50 g) | Salz und Pfeffer | 4 Scheiben Rohschinken | 4 frische Salbeiblätter | 30 g Kokosfett | 50 ml Fleischbrühe | 50 ml Weißwein | 1 Spritzer Zitronensaft | 1 EL Sahne
Außerdem: 4 Holzspießchen zum Feststecken

Für 2 Personen | 20 Min. Zubereitung
Pro Portion 315,75 kcal, 28,645 g P, 20,635 g F, 1,14 g KH

1 Den Backofen auf 75° (Umluft 50°, Gas Stufe 1) vorheizen.

2 Die Schnitzel leicht flach klopfen, mit Salz und Pfeffer würzen und mit je einer Scheibe Schinken und einem Salbeiblatt belegen und zuklappen. Jedes Schnitzel mit einem Holzspießchen feststecken.

3 Kokosfett in einer Pfanne erhitzen und die Schnitzel darin von jeder Seite goldbraun braten. Die Schnitzel herausnehmen und im Backofen abgedeckt warm halten.

4 Den Bratensatz mit Brühe und Wein ablöschen, aufkochen und mit Zitronensaft und Sahne abschmecken.

5 Die Schnitzelchen noch einmal kurz in der Soße ziehen lassen.

6 Saltimbocca mit der Soße servieren; als Beilage passen Gemüse wie Zuckerschoten, Brokkoli oder Kartoffeln.

BEEF-CHIMICHANGA

45 g Kokosfett | 250 g gemischtes Hackfleisch | ½ Zwiebel | 1 kleine Knoblauchzehe | 250 g Tomatenwürfel (aus der Dose) | 80 g geraspelter Käse | Salz | Pfeffer und Tabasco-Soße | 2 Weizen-Tortillas

Für 2 Personen | 25 Min. Zubereitung
Pro Portion 848 kcal, 37,645 g P, 30,317 g F, 40,915 g KH

1 15 g des Kokosfetts in einer Pfanne erhitzen und das Hackfleisch krümelig braten.

2 Die Zwiebel in Würfel schneiden und mitbraten; die Knoblauchzehe hacken und ebenfalls kurz mit anschwitzen.

3 Die Tomatenstücke aus der Dose dazugießen und den Käse unterrühren.

4 Alles mit Salz, Pfeffer und der Tabasco-Soße würzen.

5 Die Hackfleischmasse auf den Tortillas verteilen und die Tortillas zusammenfalten.

6 Das restliche Kokosfett in einer Pfanne erhitzen und die gefalteten Tortillas darin von beiden Seiten goldbraun ausbacken.

7 Als Beilage passen dazu körnig gekochter Reis und frischer Blattsalat.

Variante: Auf einem Salatblatt angerichtet und mit je einem Klecks Sauerrahm und Guacamole versehen, werden die Chimichanga zur leckeren Vorspeise.

Fisch und Meeresfrüchte liefern wertvolle Omega-3-Fettsäuren und Eiweiß und ergänzen so Ihre ketogene Ernährung.

SHRIMPS-CURRY

1 kleine Zwiebel | 400 g festkochende Kartoffeln | 300 g Brokkoliröschen (frisch oder TK) | 350 g TK-Garnelen (gekocht und geschält) | 30 g Kokosfett | 250 ml Gemüsebrühe | 200 ml cremige Kokosmilch | 2 TL Currypulver | 1 TL Kurkumapulver | 1 TL Chilipulver | Salz und Pfeffer

Für 2 Personen | 50 Min. Zubereitung
Pro Portion 650,9 kcal, 37,935 g P, 36,078 g F, 44,033 g KH

1 Die Zwiebel schälen und würfeln; die Kartoffeln waschen, schälen und ebenfalls würfeln; die Brokkoliröschen waschen bzw. den TK-Brokkoli auftauen lassen.

2 Die Garnelen (gegebenenfalls in heißem Wasser) auftauen lassen.

3 Das Kokosfett in einem Topf erhitzen und die Zwiebel darin glasig anbraten; die Garnelen dazugeben und mitbraten. Mit der Brühe ablöschen und Kokosmilch, Kartoffeln und Brokkoliröschen dazugeben.

4 Die Gewürze untermischen und alles ca. 25 Minuten bei kleiner bis mittlerer Hitze köcheln lassen, bis die Kartoffeln gar sind; bei Bedarf nachwürzen.

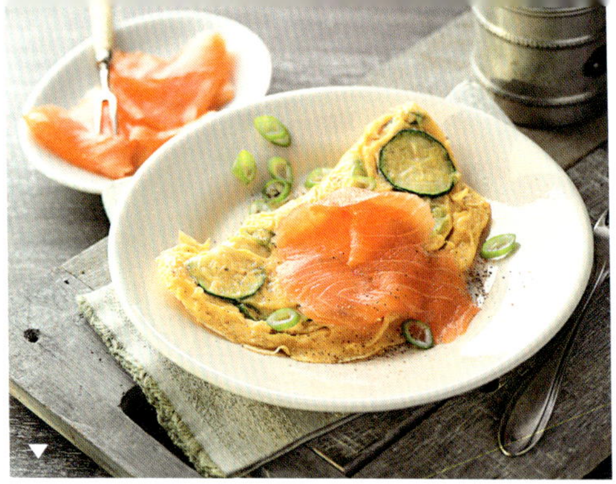

RÄUCHERLACHS-OMELETT MIT ZUCCHINI

1 Frühlingszwiebel | ½ Zucchini (ca. 150 g) | 30 g Kokosfett | Salz und Pfeffer | 3 Eier | 1 EL Mineralwasser mit Kohlensäure | 150 g Räucherlachs

Für 2 Personen | 15 Min. Zubereitung
Pro Portion 438,37 kcal, 27,948 g P, 35,142 g F, 2,926 g KH

1 Die Frühlingszwiebel waschen und in feine Ringe schneiden; die Zucchini waschen und in dünne Scheiben schneiden.

2 Kokosfett in einer Pfanne erhitzen und Frühlingszwiebeln und Zucchini anbraten. Salzen, pfeffern und unter häufigem Wenden bei mittlerer Hitze 3 – 4 Minuten weiterbraten.

3 Die Eier mit 1 Prise Salz und dem Mineralwasser in eine kleine Schüssel geben, mit einem Schneebesen verquirlen und über das Gemüse in die Pfanne gießen.

4 Die Räucherlachsscheiben darauf verteilen und das Ganze bei milder Hitze in etwa 3 – 4 Minuten fest werden (stocken) lassen.

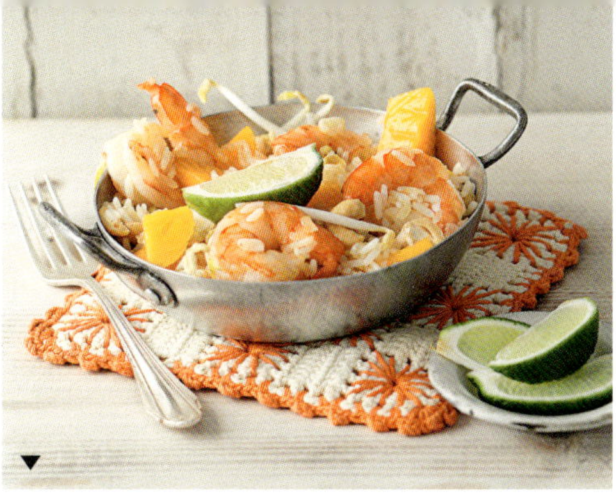

BRATREIS MIT GARNELEN

125 g Vollkornreis | Salz | 200 g TK-Garnelen (gekocht und geschält) | 1 Zwiebel | 200 g Mango | 30 g Kokosfett | 100 g Mungobohnensprossen | 50 g Cashewkerne (geröstet und gesalzen) | 1 Limette

Für 2 Personen | 35 Min. Zubereitung
Pro Portion 648,15 kcal, 27,06 g P, 28,453 g F, 70,933 g KH

1 Den Reis nach Packungsanweisung in Salzwasser garen.

2 Die Garnelen (gegebenenfalls in heißem Wasser) auftauen lassen.

3 Die Zwiebel halbieren und in Halbringe schneiden; die Mango schälen und in Scheibchen schneiden.

4 Das Kokosfett in einer großen Pfanne erhitzen und die Zwiebel darin glasig anbraten. Den Reis dazugeben und 5 Minuten mitbraten; die Garnelen und Sprossen zugeben und weitere 5 Minuten braten.

5 Cashewkerne und Mango untermischen und mit Limettenspalten garniert servieren.

KRÄUTERFORELLE

500 g vorwiegend festkochende Kartoffeln | 30 g Kokosfett | 2 küchenfertige Forellen (je 300 g) | Salz und Pfeffer | 1 unbehandelte Zitrone (eine Hälfte in Scheiben geschnitten, eine Hälfte ausgepresst) | 1 Knoblauchzehe | 2 TL Thymian | 2 TL Petersilie

Rezeptfoto siehe Seite 70

Für 2 Personen | 45 Min. Zubereitung
Pro Portion 692,6 kcal, 74,25 g P, 24,873 g F, 46,458 g KH

1 Den Backofen auf 220° (Umluft 200°, Gas Stufe 4) vorheizen.

2 Die Kartoffeln waschen, schälen, in dünne Scheiben schneiden, mit der Hälfte des Kokosfetts mischen, auf einem mit Backpapier ausgelegten Backblech verteilen und im Backofen 8 Minuten backen.

3 Die Forellen viermal schräg einschneiden, salzen, pfeffern und in jeden Einschnitt ein Zitronenscheiben-Viertel stecken.

4 Die Kartoffeln auf dem Blech kurz durchmischen, die Forellen darauflegen und bei 200° (Umluft 180°, Gas Stufe 3) 10 Minuten backen.

5 Inzwischen den Knoblauch hacken; Thymian und Petersilie klein schneiden und alles mit Salz, Pfeffer, etwas Zitronensaft und mit dem restlichen Kokosfett mischen.

6 Diese Mischung auf den Forellen verteilen und weitere 10 Minuten garen.

DESSERTS

Ob cremiges Eis oder fruchtiges Gebäck – mit Kokosfett zubereitet wird sogar der kleine süße Abschluss nach dem Essen zu einem gesunden Highlight für Ihr Gehirn.

SCHOKOEIS

1 Eigelb | 20 g Zucker | 1 Päckchen Vanillezucker | 60 ml Milch (1,5 % Fett) | 50 g Zartbitterschokolade | 30 g Kokosfett | 10 g Kakao | 50 g Schlagsahne

Für 3 Portionen | 240 Min. Zubereitung
Pro Portion 309,93 kcal, 3,93 g P, 24,05 g F, 19,087 g KH

1 Das Eigelb mit dem Zucker und dem Vanillezucker schaumig schlagen.

2 Die Milch in einem Topf aufkochen lassen, dann unter Rühren in die Eigelbmasse gießen. Dann die Eiermilch im Wasserbad unter Rühren etwas erhitzen (nicht kochen), bis die Flüssigkeit leicht andickt.

3 Die Schokolade mit dem Kokosfett im Wasserbad unter Rühren schmelzen und zusammen mit dem Kakao unter die Eiermilch mischen.

4 Sahne schaumig aufschlagen und unter die abgekühlte Schokoladenmasse heben. Das Ganze in eine Metallschüssel füllen und im Tiefkühlgerät ca. 3 Stunden gefrieren lassen. Alle 30 Minuten mit einem Schneebesen umrühren.

5 Das Eis 30 Minuten vor dem Servieren in den Kühlschrank stellen.

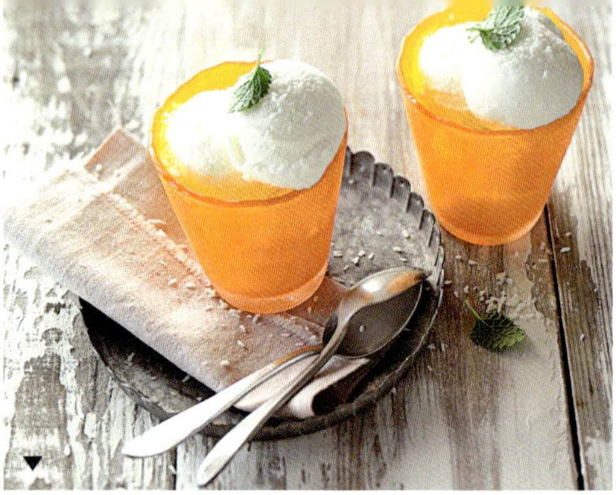

KOKOSEIS

250 g Zucker | 400 ml Kokosmilch | 30 g Kokosfett | 2 EL Limettensaft | 30 g Kokosflocken | 200 ml Schlagsahne

Für 8 Portionen | 335 Min. Zubereitung
Pro Portion 336,25 kcal, 1,65 g P, 21,725 g F, 32,548 g KH

1 250 ml Wasser mit dem Zucker in einem Topf zum Kochen bringen, 10 Minuten köcheln und ca. 5 Minuten abkühlen lassen.

2 Die Kokosmilch, das Kokosfett, den Limettensaft und die Kokosflocken unterrühren.

3 Sahne steif schlagen und unterheben.

4 Die Masse in eine flache Metallschüssel füllen und zugedeckt 5 Stunden im Tiefkühlgerät gefrieren lassen; dabei in der ersten Stunde immer wieder kräftig mit einem Schneebesen durchrühren.

5 Das Eis ca. 30 Minuten vor dem Servieren aus dem Tiefkühlgerät in den Kühlschrank stellen, damit es nicht zu hart ist.

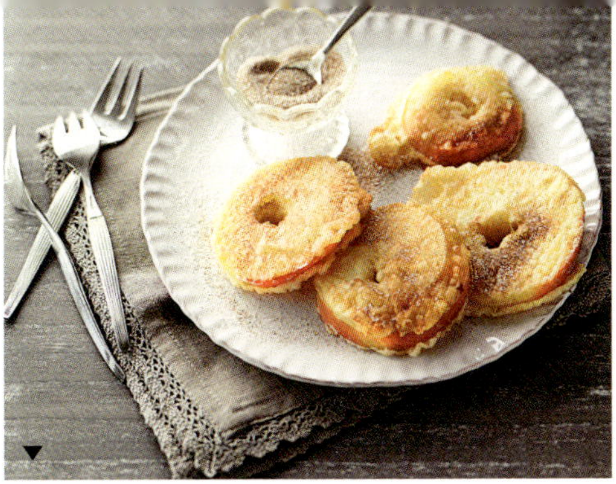

APFELKÜCHLEIN

70 g Mehl | 50 ml Milch (1,5 % Fett) | 1 Ei | 1 Prise Salz | 1 Päckchen Vanillezucker | etwas Mineralwasser | 1½ säuerliche Äpfel | 25 g Zucker | 20 g Zimt | mind. 40 g Kokosfett zum Ausbacken

Für 2 Personen | 20 Min. Zubereitung
Pro Portion 486,5 kcal, 8,88 g P, 22,015 g F, 60,265 g KH

1 Das Mehl mit der Milch, dem Ei, Salz und Vanillezucker verquirlen und einen Schuss Mineralwasser zugeben.

2 Die Äpfel waschen, mit einem Ausstecher das Kerngehäuse entfernen und die Äpfel in dickere Scheiben schneiden, sodass Ringe entstehen.

3 Zucker und Zimt mischen.

4 Das Kokosfett in einer Pfanne stark erhitzen; die Apfelringe durch den Teig ziehen, in das heiße Fett legen und von beiden Seiten goldbraun ausbacken.

5 Mit der Zucker-Zimt-Mischung bestreuen und sofort servieren.

EISKONFEKT

100 g Zartbitterschokolade | 80 g Kokosfett | 50 g Nougat | 80 g Puderzucker | 1 Päckchen Vanillezucker
Außerdem: 70 bunte Stanniol-Pralinenförmchen oder entsprechend viele Eiswürfelformen

Für ca. 70 Stück | 165 Min. Zubereitung
Pro Konfekt 26,12 kcal, 0,13 g P, 1,75 g F, 2,42 g KH

1 Die Schokolade in Stücke brechen und zusammen mit dem Kokosfett und dem Nougat in eine Metallschüssel geben und im Wasserbad schmelzen.

2 Die Metallschüssel vom Wasserbad nehmen und Puderzucker und Vanillezucker zur Schokoladenmasse geben und unterrühren. Etwas abkühlen lassen.

3 Die Pralinenförmchen oder Eiswürfelformen auf einem Tablett nebeneinander auslegen. Die Eisschokoladenmasse in einen Spritzbeutel mit kleiner Lochtülle geben und damit die Stanniol-Förmchen oder Eiswürfelformen füllen. Die Eisschokolade 30 Minuten abkühlen lassen.

4 Dann das Eiskonfekt in den Kühlschrank stellen und in 2 Stunden fest werden lassen. Aus dem Kühlschrank kalt genießen.

Variante: Mischen Sie unter die Schokoladenmasse 2 – 3 Esslöffel Kokosflocken und streuen Sie vor dem Kühlen Kokosflocken darüber.

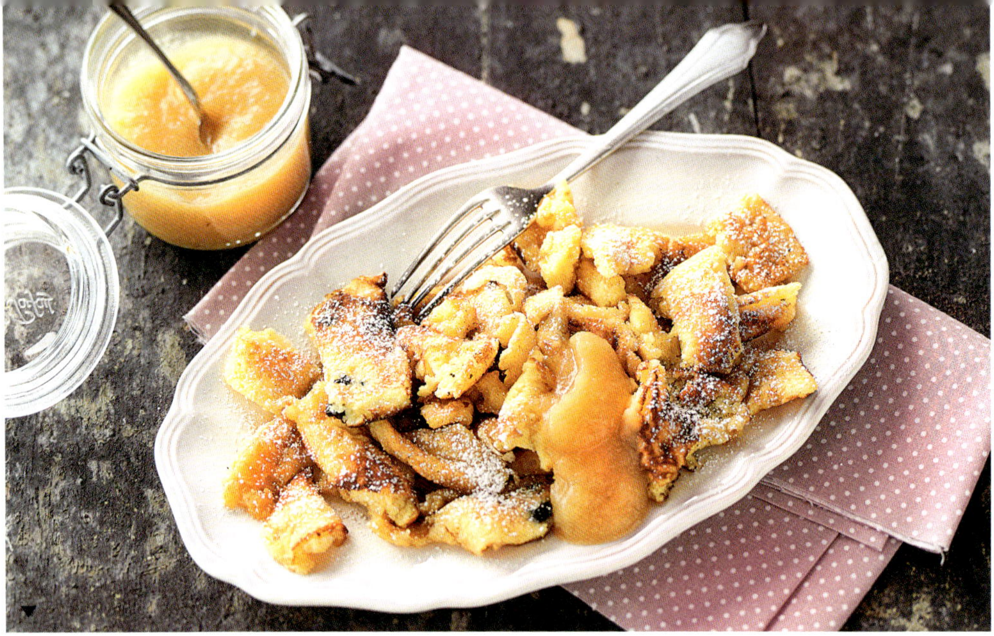

KAISERSCHMARREN MIT APFELMUS

2 Eier | 30 g Zucker | 80 g Mehl | 130 ml Milch (1,5 % Fett) | 40 ml Mineralwasser | 30 g Rosinen | 30 g Kokosfett
Außerdem: 200 g Apfelmus ungezuckert

Für 2 Personen | 25 Min. Zubereitung
Pro Portion 567,45 kcal, 14,505 g P, 23,285 g F, 73,01 g KH

1 Die Eier trennen und die Eiweiße sehr steif schlagen.

2 Die Eigelbe mit dem Zucker vermischen und mit den Quirlen des Handrührgeräts schaumig rühren. Dann das Mehl und die Milch portionsweise zu den Eiern geben und alles zu einem glatten Teig verrühren.

3 Das Mineralwasser und die Rosinen unterrühren, dann den Eischnee unterheben.

4 Kokosfett auf mittlerer Flamme in einer Pfanne erhitzen, den ganzen Teig in die Pfanne gießen und einige Minuten stocken lassen.

5 Sobald die Unterseite goldgelb ist, den Teig wenden und weiter goldbraun ausbacken, dabei mit 2 Gabeln oder 2 Pfannenwendern den Teig in Stücke reißen.

6 Den Schmarren kurz auf der ausgeschalteten Herdplatte abdampfen lassen und dann mit Apfelmus servieren.

Variante: Traditionell isst man zum Kaiserschmarren Apfelmus. Sie können aber auch einmal ein anderes Kompott dazu probieren, zum Beispiel ein Pflaumen-, Sauerkirsch- oder Aprikosenkompott.

MANDELCRÊPES

60 g Mehl | 40 g gemahlene Mandeln | 1 Ei | 200 ml Milch (1,5 % Fett) | 1 Prise Salz | 1 Msp. Zimt | 30 g Kokosfett

Für 3 Personen | 15 Min. Zubereitung
Pro Portion 303,533 kcal, 10,027 g P, 20,507 g F, 18,46 g KH

1 Aus den Zutaten bis auf das Kokosfett einen glatten Teig rühren.

2 In einer Pfanne ein Drittel des Kokosfetts nicht zu sehr erhitzen. Mit einem Schöpflöffel ein Drittel des Teigs in die Pfanne geben und die Pfanne sofort schwenken, sodass sich der Teig dünn ausbreitet.

3 Crêpe von beiden Seiten goldbraun ausbacken; auf die gleiche Weise die beiden weiteren Crêpes zubereiten.

4 Nach Belieben garnieren, z. B. mit Marmelade, Schokosoße oder frischen Beeren, oder mit dem Kokoseis von Seite 110 genießen.

TIPP

FÜR PROFIS

Leichter geht die Zubereitung mit einer Crêpe-Platte und einem Teigverteiler. Günstige Platten für zu Hause gibt es bereits ab 30 €.

KOKOS-MILCHREIS MIT OBSTSALAT

300 ml Milch (1,5 % Fett) | 200 ml Kokosmilch | 120 g Milchreis | 30 g Kokosfett | 1 Dose Ananas in Stücken (ungezuckert, Abtropfgewicht 100 g) | 1 Apfel | 1 Kiwi | 1 Banane | 2 EL Orangensaft | 15 g Kokosflocken

Für 2 Personen | 25 Min. Zubereitung
Pro Portion 758 kcal, 12,805 g P, 40,475 g F, 81,09 g KH

1 Milch, Kokosmilch und Reis in einen Topf geben, unter Rühren zum Kochen bringen und bei milder Hitze 15 – 20 Minuten köcheln lassen, dabei immer wieder umrühren. Danach das Kokosfett unterrühren.

2 Die Ananasstücke in einem Sieb abtropfen lassen und den Saft auffangen; Apfel, Kiwi und Banane schälen und klein schneiden.

3 2 EL des Ananassafts mit dem Orangensaft mischen, mit dem Obst in eine Schüssel geben und umrühren.

4 Milchreis und Obstsalat auf 2 Tellern verteilen und mit den Kokosflocken garnieren.

Variante: Statt der angegebenen Früchte können Sie auch jede andere Obstart für den Salat nehmen. Orientieren Sie sich einfach am saisonalen Angebot.

GEBÄCK

Verwenden Sie Kokosfett, dann müssen Sie nicht auf köstliche Kleinigkeiten wie Muffins oder leckere Kuchen verzichten.

ZEBRAKUCHEN

4 Eier | 200 g Zucker | 1 Päckchen Vanillezucker | | 200 g Kokosfett | 300 g Vollkornmehl | 1 Päckchen Backpulver | 30 g Kakao

Für 12 Stück | 100 Min. Zubereitung
Pro Stück 345,642 kcal, 5,55 g P, 19,674 g F, 35,415 g KH

1 Den Backofen auf 190° (Umluft 170°, Gas Stufe 2 – 3) vorheizen.

2 Die Eier trennen, die Eiweiße steif schlagen. Die Eigelbe mit Zucker und Vanillezucker mischen und mit den Quirlen des Handrührgeräts auf höchster Stufe schaumig schlagen. 100 ml Wasser und das Kokosfett unterrühren.

3 Mehl mit Backpulver vermischen und löffelweise unter Rühren zugeben; dann vorsichtig den Eischnee unterheben.

4 Die Hälfte des Teiges mit Kakao mischen.

5 In eine gefettete Springform (Ø 30 cm) zuerst 2 EL des dunklen Teiges in die Mitte geben, darauf 2 Esslöffel des hellen Teiges geben. Diesen Vorgang wiederholen, bis der Teig aufgebraucht ist und sich der Teig in der kompletten Form verteilt hat (nicht glattstreichen!).

6 Den Kuchen etwa 50 – 60 Minuten backen.

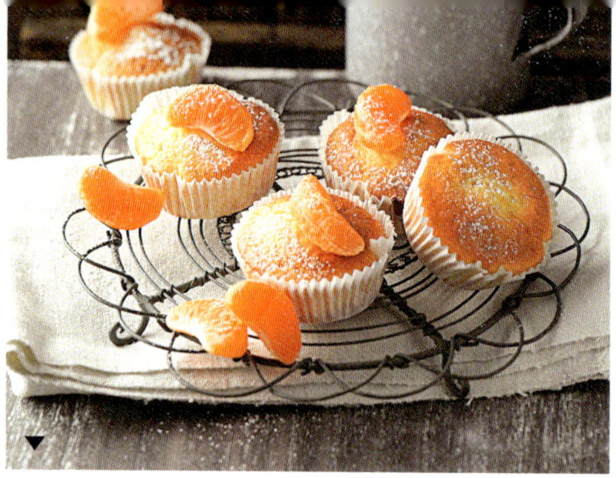

MANDARINEN-JOGHURT-MUFFINS

300 g Mandarinen | 180 g Vollkornmehl | 150 g Zucker | ½ Päckchen Vanillezucker | 1½ TL Backpulver | 150 g Joghurt (1,5 % Fett) | 3 Eier | 180 g Kokosfett

Für 12 Stück | 35 Min. Zubereitung
Pro Muffin 279,685 kcal, 4,133 g P, 17,093 g F, 26,666 g KH

1 Den Backofen auf 200° (Umluft 180°, Gas Stufe 3) vorheizen. Die Vertiefungen im Muffinblech einfetten oder Papierförmchen einsetzen.

2 Die Mandarinen schälen, in Spalten teilen und diese in Stücke schneiden.

3 Die trockenen Zutaten in einer Schüssel vermischen. In einer größeren Schüssel Joghurt, Eier und Kokosfett verrühren. Die trockenen Zutaten vorsichtig unterheben. Dann die Mandarinenstücke unterheben.

4 Den Teig in die Muffinförmchen füllen und im heißen Backofen 20 – 25 Minuten backen.

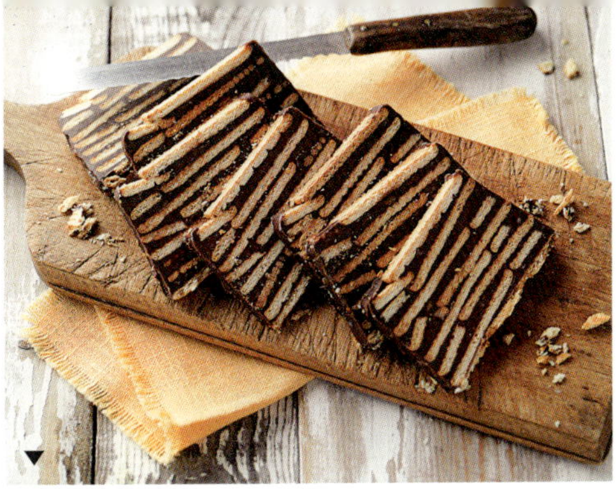

KALTER HUND

150 g Zartbitterkuvertüre | 450 g Vollmilchkuvertüre | 150 g Kokosfett | 200 ml Schlagsahne | 2 Päckchen Vanillezucker | ca. 24 Butterkekse

Für ca. 20 Stück | 150 Min. Zubereitung
Pro Stück 254,2 kcal, 2,28 g P, 20,16 g F, 15,97 g KH

1 Zartbitter- und Vollmilchkuvertüre grob hacken und mit dem Kokosfett in einem Topf schmelzen.

2 Die Sahne und den Vanillezucker unterrühren. Die Masse abkühlen lassen.

3 Eine Kastenform mit Frischhaltefolie auskleiden, abwechselnd Kekse und Creme so schichten, dass der Kuchen mit der Creme abschließt.

4 Im Kühlschrank mindestens 6 Stunden kalt stellen.

5 Dann den Kuchen aus der Form lösen, auf eine Kuchenplatte stürzen und die Frischhaltefolie entfernen. Den Kuchen in Scheiben schneiden und mit Kaffee genießen.

NUSSECKEN

Für den Teig: 300 g Mehl | 100 g Butter | 30 g Kokosfett | 100 g Zucker | 1 Päckchen Vanillezucker | 1 TL Backpulver | 2 Eier
Für den Belag: 90 g Marmelade | 200 g Kokosfett | 150 g Zucker | 200 g gemahlene Haselnüsse | 200 g gehackte Mandeln
Zum Garnieren: 200 g Zartbitterkuvertüre

Für ca. 30 Stück | 90 Min. Zubereitung
Pro Stück 295,605 kcal, 4,277 g P, 21,047 g F, 21,707 g KH

1 Den Backofen auf 180° (Umluft 160°, Gas Stufe 2) vorheizen.

2 Die Zutaten für den Teig miteinander verkneten und den Teig auf einem mit Backpapier ausgelegten Blech ausrollen.

3 Die Marmelade gleichmäßig darauf verteilen.

4 Kokosfett mit dem Zucker in einem Topf erhitzen, bis sich der Zucker gelöst hat. Die Haselnüsse und Mandeln mit 4 EL Wasser zur Kokosfett-Zucker-Masse geben und unterrühren.

5 Die Nussmasse gleichmäßig auf dem Knetteig verteilen und das Blech in das Backrohr schieben. Ca. 30 Minuten backen; dann den Teig in Dreiecke schneiden und abkühlen lassen.

6 Die Kuvertüre im Wasserbad schmelzen und die Spitzen und /oder Seiten der Nussecken damit bestreichen.

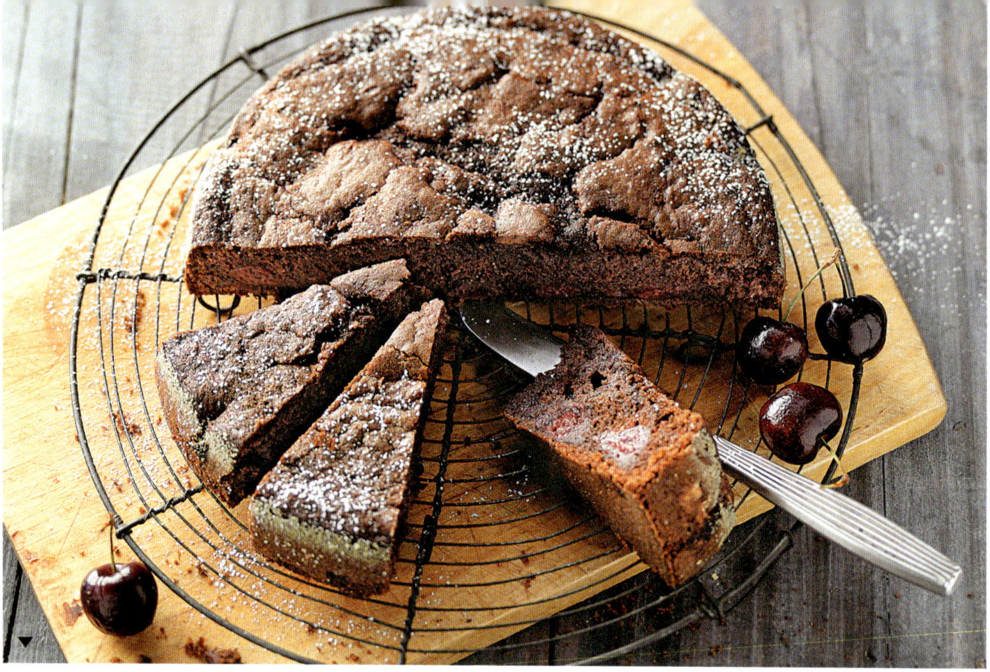

SCHOKO-KIRSCH-KUCHEN

Für den Teig: 150 g Zartbitterkuvertüre | 3 Eier | 125 g Kokosfett | 200 g Zucker | 1 Päckchen Vanillezucker | 200 g Vollkornmehl | 20 g Kakao | 1½ TL Backpulver | 200 ml Milch (1,5 % Fett)

Für den Belag: 1 Glas Sauerkirschen (Abtropfgewicht 400 g)

Für ca. 14 Stück | 80 Min. Zubereitung
Pro Stück 295,496 kcal, 4,632 g P, 14,467 g F, 35,539 g KH

1 Den Backofen auf 180° (Umluft 160°, Gas Stufe 2) vorheizen.

2 Die Zartbitterkuvertüre fein hacken und in einer Metallschüssel über dem heißen Wasserbad schmelzen lassen.

3 Die Eier trennen, die Eiweiße steif schlagen. Die Eigelbe mit dem Kokosfett sowie dem Zucker und Vanillezucker mit den Quirlen des Handrührgeräts schaumig schlagen.

4 Mehl, Kakao und Backpulver mischen und mit der Milch unter die Eier-Zucker-Masse rühren. Dann die geschmolzene Kuvertüre unter Rühren untermischen.

5 Den Eischnee unterheben und den Teig in eine gefettete Springform (Ø 30 cm) füllen. Die Form dabei kurz auf den Tisch stoßen, damit keine Luftlöcher im Teig entstehen.

6 Die Sauerkirschen in ein Sieb schütten und abtropfen lassen. Den Saft auffangen und für etwas anderes verwenden. Die Kirschen gleichmäßig auf dem Teig verteilen.

7 Im Backofen ca. 50 – 55 Minuten backen, danach in der Form abkühlen lassen.

APFELKUCHEN

Für den Teig: 200 g Mehl | 50 g Butter | 50 g Kokosfett | 80 g Zucker | 1 TL Backpulver | 1 Päckchen Vanillezucker | 1 Ei
Für die Füllung: 2 kg Äpfel | 30 g Zucker | 50 g Rosinen | Zimt
Für die Streusel: 150 g Mehl | 100 g Zucker | 70 g Kokosfett | 30 g Butter

Für 12 Stück | 110 Min. Zubereitung
Pro Stück 425,525 kcal, 4,16 g P, 16,577 g F, 61,475 g KH

1 Den Backofen auf 180° (Umluft 160°, Gas Stufe 2) vorheizen.
2 Die Zutaten für den Teig zu einem Mürbteig verkneten und den Teig in Folie gewickelt 30 Minuten im Kühlschrank ruhen lassen.
3 Die Äpfel schälen, vierteln, entkernen und würfeln.
4 In einem Topf die gewürfelten Äpfel mit 2 – 3 EL Wasser, Zucker, den Rosinen und dem Zimt kurz andünsten, bis die Apfelstücke anfangen zu verkochen.
5 Eine Springform (Ø 30 cm) einfetten und den Mürbteig darin ausrollen. Am Rand ca. 3 cm hochziehen, damit die Masse nicht ausläuft.
6 Apfelmasse vorsichtig auf dem Teig verteilen.
7 Für die Streusel aus dem Mehl, Zucker, Kokosfett und der Butter einen Krümelteig herstellen und auf die Apfelfüllung geben.
8 Den Kuchen ca. 60 Minuten im heißen Backofen backen.

JOHANNISBEER-STREUSELTALER

Für den Teig: 300 g Vollkornmehl | 1 Päckchen Trockenhefe | 60 g Zucker | 1 Prise Salz | 50 g Kokosfett | 1 Ei | 140 ml Milch (1,5 % Fett)
Für die Streusel: 300 g Vollkornmehl | 125 g Kokosfett | 125 g Butter | 250 g Zucker
Für den Belag: 60 g Johannisbeermarmelade | 300 g Johannisbeeren

Für 12 Stück | 60 Min. Zubereitung
Pro Taler 518,842 kcal, 6,53 g P, 24,657 g F, 66,216 g KH

1 Den Backofen auf 170° (Umluft 150°, Gas Stufe 1 – 2) vorheizen.
2 Mehl mit Trockenhefe und Zucker verrühren, Salz, Kokosfett, Ei und die Milch dazugeben und mit den Knethaken zu einem Teig verarbeiten. Den Teig 20 Minuten an einem warmen Ort abgedeckt gehen lassen.
3 Für die Streusel Mehl, Kokosfett, Butter und Zucker verkneten und im Kühlschrank mindestens 15 Minuten ruhen lassen.
4 Den gegangenen Hefeteig noch einmal durchkneten, 12 Kugeln formen und flach drücken, sodass die Kreise ca. 12 cm Ø haben.
5 Jeden Kreis mit Marmelade bestreichen und mit Beeren belegen. Streuselteig klein zerzupfen und auf dem Hefeteig verteilen. Je 6 Kreise auf ein mit Backpapier ausgelegtes Backblech legen und 15 – 18 Minuten backen.

Glossar

Acetylcholin
Nervenbotenstoff, der für die Informationsübertragung von Nervenzelle zu Nervenzelle verantwortlich ist.

(Acetyl-)Cholinesterase-Hemmer
Medikamente, die den Abbau des Acetylcholins hemmen und so die Menge des verfügbaren Nervenbotenstoffes erhöhen.

Antioxidanzien
Schutzstoffe zur Neutralisierung von freien Sauerstoffradikalen, die im Stoffwechsel entstehen oder aus der Umwelt stammen können.

Blut-Hirn-Schranke
Zellbarriere zwischen dem Blutkreislauf und dem Zentralnervensystem.

Cholesterin
Ein Lipid; unter anderem lebenswichtiger Bestandteil des Nervengewebes und der Zellmembranen, wichtig für die Bildung und Funktion der Synapsen im Gehirn. Cholesterin erhöht die Stabilität der Membranen und ist beteiligt an der Übertragung von Reizen in die Zellmembranen und von dort heraus.

Demenz
Verlust erworbener intellektueller Fähigkeiten, vor allem des Gedächtnisses.

Essenziell
Lebensnotwendig; essenzielle Stoffe kann der Körper nicht selbst herstellen, sie müssen zum Beispiel über die Nahrung zugeführt werden.

Fibrillen
Dünne Fasern, die sich zu schädigenden Ablagerungen (Plaques) zusammenballen können.

Freie Radikale
Im Stoffwechsel beim Umbau von Sauerstoff entstehende chemische Substanzen, die andere Strukturen schädigen können.

Geldzähltest nach Nikolaus
Neben dem Dem-Tect-Test ▸ **siehe Seite 22** und Uhrentest nach Shulman ▸ **siehe Seite 22** eine weitere Möglichkeit, eine Demenz festzustellen. Der Alzheimer-Betroffene muss Geld aus einem Geldbeutel entnehmen und zählen. Der Test prüft gleichzeitig die Sehfähigkeit, die geistige Leistungsfähigkeit, das Rechnen und die Feinmotorik.

Glutamatabhängige Informationsübertragung im Gehirn
Systeme, bei denen in den Synapsen des Gehirns Glutamat als Überträgerstoff fungiert.

Ketogene Diät
Ernährungsform, bei der sehr fettreich und gleichzeitig kohlenhydratarm gegessen wird.

Ketonkörper
Abbauprodukte, die bei der Verbrennung von Fett im Körper entstehen. Sie können als alternative Energiequelle vom Gehirn genutzt werden anstelle von Glukose (Zucker).

Kofaktor
Substanz (häufig Vitamin oder Mineralstoff), die zur vollständigen Aktivität eines biologischen Systems (z. B. Enzyme) benötigt wird.

Lewy-Körper-Demenz
Zweithäufigste neurodegenerative Demenz nach Alzheimer; im Gehirn befinden sich Proteinansammlungen, die die

Dopaminbildung (ein Neurotransmitter) verringern.

Memantine
Arzneimittel, das zur Alzheimer-Therapie verwendet wird; hemmt die Übererregung von Glutamatrezeptoren.

MCI
Leichte kognitive Beeinträchtigung.

Minimal Mental Status Test (MMST)
Neben dem Dem-Tect-Test ▸ **siehe Seite 22** und Uhrentest nach Shulman ▸ **siehe Seite 22** ein weiteres Testverfahren, um eine mögliche Alzheimer-Erkrankung abzuklären. Anhand von 9 Aufgaben werden zentrale Gedächtnisfunktionen überprüft: zeitliche und räumliche Orientierung, Merk- und Erinnerungsfähigkeit, Aufmerksamkeit, Sprache und Sprachverständnis, außerdem Lesen, Schreiben, Zeichnen und Rechnen.

Neuroleptika
Medikamente bei Unruhe und Schlafstörungen.

Neurotransmitter
Überträgerstoff im Zentralnervensystem.

NSAR
Entzündungshemmer; sie finden Anwendung bei Zahnschmerzen, Regelschmerzen oder Hexenschuss.

Picksche Erkrankung
Neurodegenerative Erkrankung, meist im Bereich des Stirn- oder Schläfenlappens des Gehirns. Kennzeichen ist eine fortschreitende Veränderung der Persönlichkeit und sozialer Verhaltensweisen, weniger eine Beeinträchtigung der Gedächtnisleistung.

Rezeptor
Protein oder Proteinkomplex mit spezieller Bindungsstelle, an der ein Überträger andocken kann, wodurch ein Reiz ausgelöst wird. Rezeptoren sind wichtig für die Kommunikation innerhalb der Zelle oder zwischen Zellen.

Sarkoidose
Erkrankung des Bindegewebes, bei der sich kleine Knötchen (Granulome) in bestimmten Geweben bilden.

Selektive Serotonin-Wiederaufnahmehemmer (SSRI)
Medikamente bei depressiven Symptomen.

Selfish-Brain-Theorie
Theorie, nach der sich das Gehirn vor anderen Organen mit Nährstoffen versorgt.

Serotonin-Noradrenalin-Wiederaufnahmehemmer (SRNI)
Medikamente bei depressiven Symptomen.

Statine
Medikamente, die den Cholesteringehalt im Blut senken.

Synapse
Kontaktstelle zwischen einer Nervenzelle und einer anderen Zelle, etwa einer Nerven-, Muskel- oder Sinneszelle. Darüber werden mithilfe von Rezeptoren Signale oder Reize übertragen.

Transfettsäuren
Unphysiologische Fettsäuren, die beim starken Erhitzen von Fetten auf über 130 °C entstehen. Sie schädigen Herz und Gefäße und können zu Arteriosklerose, Herzinfarkt oder Schlaganfall führen.

Zellatmung
Mechanismus, bei dem Nährstoffe zusammen mit Sauerstoff zu verwertbarer Energie umgewandelt werden.

Bücher, die weiterhelfen

Eschbach, Constanze von:
Der gesunde Genuss: Köstliche Rezepte mit Kokosöl.
Kopp Verlag, Rottenburg

Fife, Dr. Bruce:
Stopp Alzheimer! Wie Demenz vermieden und behandelt werden kann.
Systemed GmbH, Lünen

Gonder, Ulrike:
Kokosöl (nicht nur) fürs Hirn! Wie das Fett der Kokosnuss helfen kann, gesund zu bleiben und das Gehirn vor Alzheimer und anderen Schäden zu schützen.
Systemed GmbH, Lünen

Iatroudakis, Michael:
Die Ketogene Diät – Essen ohne Kohlenhydrate.
Wissen kompakt, Frankfurt / Main

Königs, Peter:
Das Kokos-Buch. Natürlich heilen und genießen mit Kokosöl und Co.
Vak Verlag, Kirchzarten

Newport, Mary:
Alzheimer vorbeugen und behandeln. Die Keton-Kur: Wie ein natürliches Fett die Erkrankung aufhält.
Vak Verlag, Kirchzarten

Bücher aus dem GRÄFE UND UNZER VERLAG

Betz, Andrea:
Die richtige Ernährung bei Bluthochdruck, Übergewicht, Diabetes, Gicht, Cholesterin.

Breitkreuz, Thomas / Bopp, Annette:
Bluthochdruck senken.

Coy, Dr. rer. nat. Johannes:
Die neue Anti-Krebs-Ernährung.

Fischer, Elisabeth / Kührer, Dr. Irene:
Säure-Basen-Kochbuch.

Fritzsche, Doris:
Diabetes.

Fritzsche, Doris:
Diabetes. Der Einkaufsberater von A – Z.

König, Daniel / Stensitzky, Andrea / Berg, Aloys:
Cholesterin senken mit Wirkstoffen aus der Natur.

Kraske, Dr. med. Eva-Maria:
Säure-Basen-Balance.

Simon, Wolfgang A./Probost, Thorsten / Mosetter, Dr. Kurt/ Cavelius, Anna:
Zucker – der heimliche Killer.

Vormann, Prof. Dr. Jürgen:
Säure-Basen-Balance.

Wacker, Dr. med. Andreas/ Wacker, Sabine:
300 Fragen zur Säure-Basen-Balance.

Adressen, die weiterhelfen

Fachgesellschaften und Selbsthilfegruppen

www.deutsche-alzheimer.de
Deutsche Alzheimer Gesellschaft e.V. – Selbsthilfe Demenz
Friedrichstr. 236, 10969 Berlin
Kostenlose Informationsmaterialien zum Ausdrucken, Ratgeber, Broschüren und weitere Informationsmaterialien zum Bestellen, Adressen von regionalen Alzheimer-Gesellschaften sowie von Gedächtnisambulanzen und Memory-Kliniken

www.alzheimer-forschung.de
Alzheimer Forschung Initiative e.V.
Kreuzstr. 34, 40210 Düsseldorf

Gemeinnütziger Verein, der mit Spendengeldern die Alzheimer-Forschung unterstützt, sowie Betroffene, Angehörige und die Öffentlichkeit über die Alzheimer-Krankheit informiert. Broschüren und Faltblätter zum Herunterladen klären auf über die wichtigsten Themen und Fragen zur Alzheimer-Krankheit.

www.alzheimerforum.de
Alzheimer Angehörigen-Initiative e. V.
Reinickendorfer Str. 61,
13347 Berlin
Informationen für Betroffene und deren Angehörige zum Krankheitsverlauf und zu Therapiemöglichkeiten

www.alz.ch
Schweizerische Alzheimervereinigung
Rue des Pêcheurs 8E,
CH-1400 Yverdon-les-Bains
Informationen, Beratung und Unterstützung von Betroffenen und deren Angehörigen

www.alzheimer-selbsthilfe.at
Alzheimer Austria
Obere Augartenstr. 26 – 28,
A-1020 Wien
Informationen, Beratung und Unterstützung von Betroffenen und deren Angehörigen

www.alzheimer-europe.org
Alzheimer Europe Office
14, rue Dicks
L-1417 Luxembourg
Dachverband der europäischen Alzheimer Gesellschaften; Verzeichnis der Alzheimer Gesellschaften in Europa

www.alz.co.uk
Alzheimer's Disease International
64 Great Suffolk Street
UK-London
SE1 OBL
Weltweiter Dachverband der Alzheimer Gesellschaften; Verzeichnis der nationalen Alzheimer Gesellschaften

Nützliche Internetadressen

www.alzheimer.de
Informationen für Betroffene und Angehörige

www.wegweiser-demenz.de / alzheimer-krankheit
Informationsseite des Bundesministeriums für Familie, Senioren, Frauen und Jugend. Informationen für Betroffene, Angehörige, Freunde und helfende Berufe sowie für alle, die beruflich mit an Demenz erkrankten Menschen zu tun haben

www.demenz-leitlinie.de
Informationsplattform zum Thema Demenz für Betroffene, Angehörige, Pflegende sowie Ärzte

www.lifeline.de / themenspecials / alzheimer
Informationen zu Alzheimer und anderen Demenzformen, Tipps für Angehörige im Alltag

www.saeure-basen-forum.de
Informationen und Studien zum Thema Säure-Basen-Haushalt aus Medizin und Forschung

Bezug von Präparaten

www.uniq1oue.com / produkte / q1o-granulat/
Uniq10ue Austria
Krumegg 76, A-8323 St. Marein
Hier bekommen Sie das im Buch auf Seite 64 erwähnte Coenzym-Q_{10}-Granulat

www.basica.de
Protina Pharmazeutische GmbH
Adalperostraße 37,
85737 Ismaning
Informationen zu dem von der Pilotgruppe verwendeten und auf Seite 67 genannten Basenpräparat

Sachregister

A

B

C

D

E

F

Rezeptregister

ABKÜRZUNGEN IM REZEPTTEIL

EL	Esslöffel
F	Fett
g	Gramm
kcal	Kilokalorien
kg	Kilogramm
KH	Kohlenhydrate
ml	Milliliter
P	Proteine (Eiweiß)
TL	Teelöffel

DANKSAGUNG

Wir danken allen Patienten für ihre Bereitschaft, die im Buch beschriebene Ernährungsumstellung durchzuführen. Frau Malika Stenger, Studentin der Ernährungswissenschaft, danken wir für die Mitarbeit bei der Entwicklung der Rezepte.

Wichtiger Hinweis

Impressum

Projektleitung: Barbara Fellenberg
Lektorat: Angelika Lang
Bildredaktion: Nadia Gasmi
Covergestaltung und Layout: independent Medien-Design, Horst Moser, München
Herstellung: Petra Roth
Satz: Christopher Hammond
Reproduktion: Repro Ludwig, Zell am See
Druck und Bindung: Schreckhase, Spangenberg

ISBN 978-3-8338-3600-8

1. Auflage 2014

Bildnachweis

A1 Pix: S. 2, 8, 24; Agentur Focus / Science Photo Library: S. 62; Biosphoto: S. 4; Corbis: S. 6; DDP Images: S. 39; DPA Picture Alliance: S. 18; F1 online: U4 oben; Fotolia: vordere Innenklappe li. u. Mitte; Getty Images: U4 unten; Glow Images: S. 12; iStockphoto: S. 56, vordere Außenklappe, vordere Innenklappe re., hintere Innenklappe li.; Mauritius Images: S. 32; Shutterstock: S. 26, 53, hintere Innenklappe re.; Stockfood: S. 44; Kramp + Gölling, Hamburg: Coverbild, S. 3, 5, 28, 35, 46, 60, 64, 68, 70 – 116
Illustrationen: Miriam Migliazzi & Mart Klein / www.dainz.net: S. 17, 20, 25
Syndication: www.jalag-syndication.de

Umwelthinweis

Dieses Buch wurde auf PEFC-zertifiziertem Papier aus nachhaltiger Waldwirtschaft gedruckt.

QUALITÄTS G|U GARANTIE

Liebe Leserin, lieber Leser,

haben wir Ihre Erwartungen erfüllt? Sind Sie mit diesem Buch zufrieden? Haben Sie weitere Fragen zu diesem Thema? Wir freuen uns auf Ihre Rückmeldung, auf Lob, Kritik und Anregungen, damit wir für Sie immer besser werden können.

GRÄFE UND UNZER Verlag
Leserservice
Postfach 86 03 13
81630 München
E-Mail:
leserservice@graefe-und-unzer.de

Telefon: 00800 / 72 37 33 33*
Telefax: 00800 / 50 12 05 44*
Mo–Do: 8.00–18.00 Uhr
Fr: 8.00–16.00 Uhr
(gebührenfrei in D, A, CH)*

Ihr GRÄFE UND UNZER Verlag
Der erste Ratgeberverlag – seit 1722.

GRÄFE UND UNZER

Ein Unternehmen der
GANSKE VERLAGSGRUPPE

Die GU-Homepage finden Sie unter www.gu.de

www.facebook.com/gu.verlag

Weiterlesen tut gut.

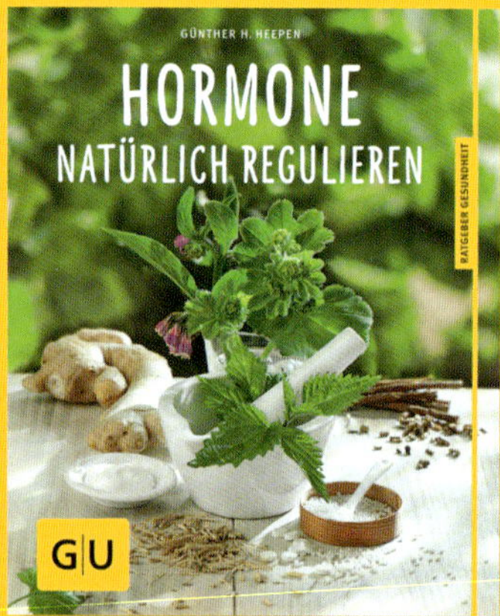

ISBN 978-3-8338-2824-9

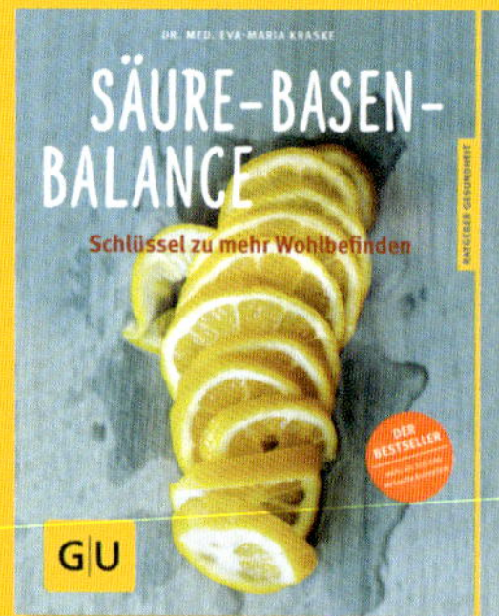

ISBN 978-3-8338-3412-7

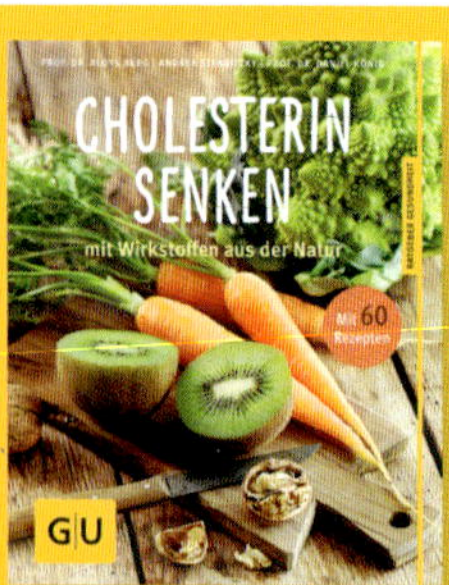

ISBN 978-3-8338-3409-7

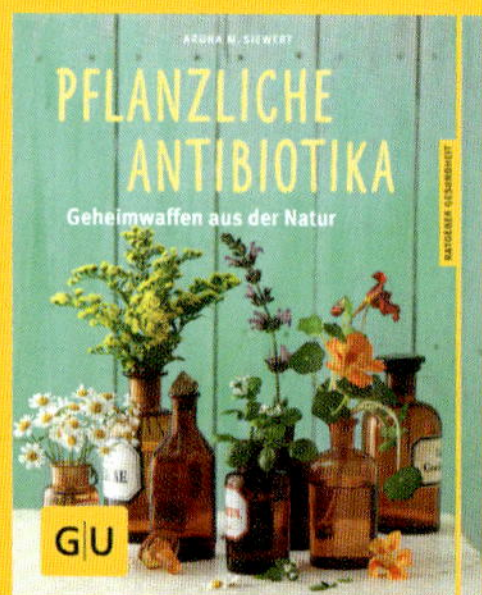

ISBN 978-3-8338-2836-2

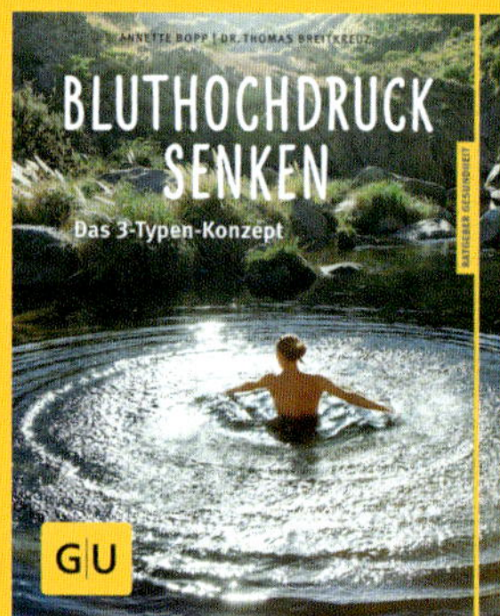

ISBN 978-3-8338-3408-0

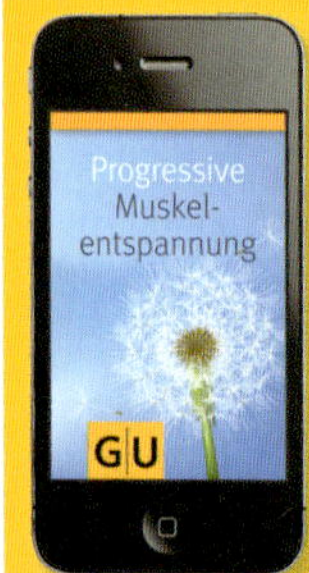

Laden im App Store

Alle hier vorgestellten Bücher sind auch als eBook erhältlich.

Mehr von GU auf **www.gu.de** und
facebook.com/gu.verlag

GU

Willkommen im Leben.